華佗醫心系列 5

未刻本葉天士醫案醫鑑

潘華信

文興出版事業

【提要】

　　葉桂的醫名人盡皆知，而其具體的醫學内容，醫界每每茫然。本書是唯一未經後人修飾的現存葉案眞傳，雖然案語極簡，卻從中眞實地反映了他的醫學思想和治療特點，例如葉氏醫學的學術淵源，内傷雜病的治療大法，燥咳、痰濕的區別，咳嗽的應用熟地，絡病的認識和治療特點，自然汁的廣泛應用等問題，歷來學術界對此眾說紛紜，莫衷一是，作者進行了深入的探討和獨特的闡發，對於研究天士醫學、豐富臨床論治、啓迪思路、研究中醫學發展前途，都不乏借鑑和幫助。

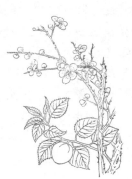

【再版序】

　　今年上半年春夏之交，我應安徽宣城地區中醫學會之邀，前去講學，內容涉及面很廣，同道們感興趣和提問較多的，常常是關於葉天士醫學的內涵、特點、貢獻，以及它的臨床實用價值，雖然，我研究天士醫學算來已經二十多年了，而要回答這個問題卻很難，正好像畫家畫人像，京劇中小丑、大花臉之類畫譜，一畫就像，而畫一張五官端正，不肥不瘦，略無特徵的標準臉龐就難，道理完全一樣。

　　天士醫學的產生有著獨特的時代背景，歷史上赫赫有名的金元四大醫家，劉完素主火熱，善用寒涼；張從正重視邪氣，以攻擊為首務；李杲倡脾胃說，著眼甘補；朱震亨發陽有餘陰不足論，立足滋陰降火。他們旗幟鮮明，各張一是，極易人們辨識和效法，然而四家之說到底只是醫學整體中的滄海一粟，學和用要因時、因地、因人、因證而異，切不可隨人喜惡，盲目沿習。客觀地說，金元醫學有利、弊兩端，利在于深化專題醫學的理論研究，促進了臨床醫學的發展；弊在于不善學者往往藉此支解了醫學整體，使醫學趨向陳式、概念和庸俗化，變成淺薄之學，是事實上的明季門戶醫學的淵藪所在，如王綸之宗丹溪而習用苦寒，汪機心折東垣而必投參者，醫學科學幾乎被扭曲成了一種憑空臆測的主觀意識，有識之士對此是痛心疾首的，如徐靈胎就一針見血地指出：〞元時號稱極盛，各立門庭，徒騁私見；迨乎有明，蹈襲元之緒餘而已(《醫學源流論》)。〞由金元而至明末，唐宋醫學已遭〞黃鐘毀棄〞之災，而門戶醫學則甚囂塵上，醫學發展至此，實面向式微衰落。

學兼諸子

　　葉天士醫學是在這個時代特點下而形成的。首先一點，他勤求古訓，博采眾方，依托漢唐，折衷元明，突破了已經盛行數百年的門戶醫學之桎梏，正如沈德潛《葉香岩傳》所說，〞君察脈望色，

聽聲寫形，言病之所在，如見五臟症結，治病不執成見，嘗云：劑之寒溫，視疾之涼熱，自劉河間以暑火立論，專用寒涼；東垣論脾胃之火，必務溫養習用參附；丹溪創陰虛火動之論，又偏于寒涼。嗣是宗丹溪者多寒涼，宗東垣者多溫養。"他兼劉、張、李、朱之學，折衷明季諸賢之專長，根據病情實際，靈活施治于臨床，這在《未刻本葉案》中充分地體現了出來：如治"耳鳴齒痛"取法丹溪用大補陰丸，治"便溏腸紅"用東垣補中益氣湯，"敗精凝瘀爲淋"取許學士《本事方》虎杖散，"腹膨溺短"用許氏大針砂丸，"調益心脾"持王荊公妙香散，"浮腫咳嗽"取嚴用和濟生腎氣丸，"夢泄溺數"用豬肚丸，亦效法嚴用和。矜式繆希雍，重視降氣調氣，持蘇子、枇杷葉等治血證、噎氣、脘悶諸症。咳嗽脈細宗張介賓貞元飲，"形瘦身熱臟陰損"效法王肯堂人參固本丸等等，說明天士是一位用藥無所偏頗的傑出醫家，兼之在當時，他已影響極大，所謂"名著朝野，即下至販夫豎子，遠至鄰省外服，無不知有葉天士先生(《葉香岩傳》)。"在醫界更爲一代泰斗，"大江南北言醫，輒以杜爲宗(《清史稿》)。"在葉氏的主導和影響下，又重新突出了醫學尚實的主題，擴展了醫學的視野，上自漢唐下迄元明，兼收並蓄在其學術體系中，而逐漸擺脫了明代門戶醫學的陰影，把中醫學術昇華到一個新的歷史至高點，從這點看，評其爲"文起八代之衰，道濟天下之溺"的醫界巨擘，事實上也並不爲過。

化古創新

淵源漢唐是天士醫學的基點，在這個基點上，加以化裁和發展，創立新的學術經驗是天士醫學的主要特色。如其溫病的衛氣營血論治，內傷的甘藥補虛、陽化內風、脾升胃降、絡病證治等方面的內容，無不都閃耀著革故鼎新的光芒，茲略舉二例說明之。

《內經》說："風淫于內，治以辛涼"，晉唐宋元諸子俱以辛味與苦寒合劑爲辛涼，如孫思邈治傷寒頭痛壯熱，以蔥、豉、栀子合大黃、黃柏、黃連，劉完素持防風通聖散(防風、川芎、當歸、芍藥、大黃、麻黃、連翹、芒硝、石膏、桔梗、滑石、白朮、山栀、

荊芥、甘草、黃芩、蔥白、鹽豉、生薑)、雙解散(即防風通聖、六一散各半)自衒發明(實未越唐宋藩籬)，這個辛涼格局沿襲千餘年，天士更弦易轍之，以古人方中輕清辛寒之品，如桑葉、菊花、銀花、連翹等爲辛涼主藥，主治溫邪上受，面目一新，療效顯然，吳瑭總結其驗，桑菊飲爲辛涼輕劑，銀翹散有爲辛涼平劑，垂範後世，迄已被臨床普遍採納。

　　凡病至胃陰消涸者，天士習用生地、麥冬、玄參、石斛、蘆根、蔗汁等甘寒潤澤之味，不少學者以爲是天士發明，而評之爲溫病養陰學說的奠基人，實質天士完全取法于唐，由〞宋版《外臺秘要》讀之(徐靈胎語)〞而來。歷史上朱丹溪《局方發揮》訐病宋人好用香燥金石藥，此觀點迄尚左右醫界，其實這是攻其一點，不及其餘，宋代醫學爲唐之餘緒，保持著一個完整而精微的總體格局，寒溫攻補，略爲偏頗，而唐宋擅用甘寒自然汁爲當時醫學之一大特色，如《千金》生地黃煎(生地黃汁、生地骨皮、生天門冬、生麥門冬、白蜜、竹葉、生薑汁、石膏、栝蔞、茯苓、葳蕤、知母)等，當時臨床廣泛應用，繁衍至宋更習用生地黃汁、麥冬汁、葛根汁、生藕汁等多種植物自然生汁，如《聖濟總錄》治〞咳嗽不已…生百部汁、生地、生薑汁、百合汁、蜜〞。治〞骨實，苦疼煩熱…葛根汁、生地黃汁、麥門冬汁、白蜜〞。治〞脾胃虛弱，不能飲食，肌體黃瘦…生薑汁、蜜、生地黃汁〞等等，瀏覽唐宋醫方直可稱是植物自然汁之方藥海洋，今書俱在，足可印證。不幸的是，金、元動亂，戰禍頻仍，唐宋的完整的醫學格局被漸次解體，代之以一時、一地、一事所需的專題醫學，甘寒養液的傳統特色，也隨之湮沒，以致連後世業醫者也茫然不知其事。天士醫學的優點就在這裡，即繼絕學！他由《外台》而通達宋前醫學之殿堂，恢愎了舊觀，不僅在外感方面，在內傷許多病證的治療上也體現了出來，如關格之用白蜜、半夏、生薑汁，咳嗽則用半夏、白蜜、茯苓、生薑汁，補胃陰之用生地、麥冬、元參、梨皮、蔗汁等。

　　由唐宋而至天士的應用各類植物自然汁，聯繫臨床頗發人深

思，目前西醫在門診中遇到一些較重的病例，如高熱不退、炎症感染、失血等動輒靜脈補液1、2千cc，目的很明確，一是靜脈給藥，抗菌素、止血劑給藥量大，收效快，二是補充體液、能量，糾正水和電解質的紊亂，無庸諱言現今中醫是很難單獨面對這些病症，基本上已退出重急證治的歷史舞台了，在古代則不然，沒有西醫，只有中醫，義不容辭地擔當地第一線的救治工作，千方百討地展開救死扶傷，值得參考的是其中一法就是大量飲用植物自然汁，管見認為這與現今西醫臨床補液有異曲同工之趣，舉例來說，如《千金》"吐血百治不差，療十十差神驗不傳方"，用地黃汁、生大黃末兩味，生大黃粉治上消化道出血的止血效果，久經驗證，不容置疑，我在臨床中切身體驗到，它決不遜色于西藥一些止血劑，如安絡血、抗血纖溶芳酸(P.A.M.B.A)等，再加上生地汁，況古人稱要大杯頻服，其實這就是古代的補液，一則補充體液，增加能量，預防厥脫，二則生地本身就能涼血止血，清熱散瘀，協同大黃自然取得"療十十差"的佳效了。凡是大病重證的救治，唐宋醫往往取大量自然汁頻服的方法，根據不同的病證，選擇不同的自然汁，對症給藥，既治病又補充消耗，較之單純一日兩煎的中藥治療，效果明顯，不言而喻，然到金元其法基本絕跡，這是深為惋惜的。

葉天士學繼唐宋，善用自然汁治病，這在《臨證指南醫案》和《未刻本葉案》中都能體現出來，可惜的是，由於種種原因的影響，數百餘年中未能得到盡如人意的發展，植物自然汁的消亡退出臨床就是一例。令人感到意外的是本人諸多韓國弟子俱稱，自然汁在彼邦臨床依然習用不鮮，在所皆備，真是"不廢江河萬古流"，唐宋遺緒，嬗遞勿替。這也是我們今天研討天士醫學中值得反思的一方面。

此外，又如天士用熟地的奧旨，亦頗值得人們尋味，就本書所載案例來說，關於慢性咳嗽，我粗略統計一下，用熟地者有半數之多，咳嗽而用熟地這似乎有點匪夷所思，一般而言，久嗽多痰與痰飲相關，"病痰飲者當以溫藥和之"，不外小青龍、苓桂朮甘、金匱

腎氣丸之類，而天士治嗽用熟地是越出〝溫藥〞範疇的，純用甘潤滋補，如本書首案〝嗽而脈數〞用熟地、北沙參、麥冬、茯神、石斛、天冬六味藥，天士未加用藥說明，程門雪先生亦未疏批，如何來理解呢？我意首先要分析的是痰的性質問題，痰飲、濕痰與燥痰的重要區別，除體質濕、燥辨證外，傳統的理念是趨向根據痰量的多寡來認識，燥咳只限於乾咳無痰，或乾咳少痰，這是典型的重量不重質的觀念，沒有對痰液本身含水量多寡進行分析，天士對這辨證持不屑一顧的態度，本書中幾乎所有的慢性咳嗽病例，都不記述有痰、無痰、多痰、少痰，為什麼呢？臨床上久嗽不癒，進一步影響肺功能而出現動輒氣逆，痰聚內阻肺絡是必然結果，即使病者主訴無痰少痰，而痰深踞支絡是客觀存在不容置疑，所以天士審視久咳肺損者一律作多痰對待，其中見咳嗽、形寒、浮腫等證者，作痰飲處理，用仲景方；見咳嗽內熱、咯血、氣逆、脈數者，作燥嗽、腎不納氣處理，用唐宋方法以潤燥補腎為宗旨，主用熟地，不避阿膠，與喻西昌持〝痰粘氣逆〞來認識燥咳，可謂空谷足音。當然天士的這種治療方法淵源有自，如：《深師》療上氣咳嗽蘇子煎方：蘇子、生地黃汁、生薑汁、杏仁、白蜜；《聖濟總錄》治肺虛咳嗽，唾膿血，不得臥，人參湯方：人參、阿膠、熟乾地黃、桂、紫菀、桑白皮。區別在于天士專主治本，滋燥補腎之外，略加顧及具體症狀而加用杏仁、紫菀、桑皮之類，而這也正是天士醫學的獨具隻眼處。

在一定程度上說，天士醫學是漢唐而至清初的一個整體醫學的縮影，恢宏而精微，潔淨而實用，所以它傲岸不群，獨領風騷。我想，數百年來人們服膺它、喜愛它、深入人心地傳頌它，也許主要道理就在這裡。

上世紀六、七年代，如何評價天士學術曾經有過激烈的爭論，我認為關鍵的一點是微詞天士醫學者不能誤會其片言隻語而無限引申。天士生平診務極忙，無法靜心書齋，從容著述，張冠李戴者有之，牝牡驪璜我們只能從傳世的醫案中來分析和領會其學術思想和

治病經驗，而過簡的案語和太潔淨的藥味，往往令人無所適從，這就要求我們用天士的治學態度來研討他的學術內容，即從漢唐而金元，由明清而至今日臨床，從中規模出一個中醫學的整體框架，再立足今天的臨床實際，像三百年前的天士一樣，總結出化古創新發展中醫的道路來，我想這是學習他醫學思想深層次的精髓所在。

今夏溽暑炎熏中，門人任大君、王秀文醫師伉儷與黃崇隆先生造訪，縱論醫學，融匯古今，意興風發，若合一契，黃先生殷勤索稿，予惶恐無以對，籌思再三，惟以前著《未刻本葉案發微》奉上，再付剞劂，聊將舊衣作新裳，奉獻讀者，是為記。

潘華信

2004.8.18于滬上求是居

【初版序】

葉桂(公元1667～1746年)，字天士，號香巖，先世自歙遷吳，是我國清代的一位耀古爍今的江南名醫，其學驗對近代中醫學發展產生了深遠的影響，其學術地位亦二百數十年以來雄踞醫林之首，迄無人能與之相頡頏。

葉天士學術是晚近中醫學研究領域中的一個重要課題。可惜他生平診務繁忙，無暇手泐撰述，在其傳世著作中，或由其高弟裒輯，或出諸後人依托，如《臨證指南醫案》業經華岫雲等整葺，故亦「未必盡桂本意也(《四庫全書提要》)」。由於可信資料匱乏，給我們如實地研究葉天士醫學帶來了困難。

《未刻本葉氏醫案》1963年的燦然問世，剛好填補了這方面的空缺，為尋繹葉氏學驗提供了一個客觀依據。這些醫案係葉桂門人周仲升侍師診治時所錄，從內容看，前後抄案時間不過一年左右，且病種範圍不甚廣，以時溫、暑瘧、咳逆、虛損、血證為多，凡一千一百餘案次，其中又頗多複診，此當屬周氏個人侍診錄方所得，而非天士當年診數之總也，然吉光片羽，彌足珍貴。乾隆十一年(1746年)，天士歸道山後，周仲升什襲藏之，未付剞劂。乾隆三十四年(1769年)，醫者顧其年借周本細心抄錄，而顧氏子侄復假顧本又抄錄之，至辛卯(1771年)始竣，蓋距天士謝世僅二十五年，距華岫雲等初刻《臨證指南醫案》亦僅六、七年而已，流傳有緒，信為葉案之真。顧氏子侄本塵積稿盡，湮沒一百數十年，幸海上名醫張耀卿得之而復見天日，經程門雪先生玩味校點，嘆為「未經修飾」之「渾金璞玉」，1963年付梓以公諸同道，名之為「未刻本葉氏醫案」。

令人惋惜的是這本葉氏醫案問世二十餘年來，未引起醫界之足夠重視，其影響遠不能望「臨證指南」之項背，蓋亦卞和之璞、雍門子之琴不獲顯揚於世也，這未免是一大缺略事。究其原因，則其

書案語過簡，每只如「脈弦」、「脈微」、「脈緩」、「胸痹」、「肢痹」等二字，令人不能據證明理析藥，且天士治學博采眾長而發揮之，不明其本則昧其變，無以領略其妙諦焉。矧周氏抄錄殊粗率，姓氏、初複診、藥物用量俱無記錄，逐日抄方，更未別類分門，學者無從稽考，此與《臨證指南》之整飭明備者不可同日語耳。余宿好此本，沉酣已久，自絳帷任教以還，尤多致力於天士之學。今夏溽暑熏蒸，揮汗成此「發微」，蓋沉潛涵泳，反復紬繹，原其學術所本，析其證治之理，申達其未盡之旨，而廣之為實用之學也。

關於葉桂學術的淵源問題，與整個醫學發展史密切相關，我的觀點是中醫學術自先秦而迄晚清，大抵經歷了六個重要歷史階段，它們是：奠基期、繁衍期、鼎盛期、嬗變期、門戶期及折衷期。葉氏之學扼要而論，是根柢漢唐，折衷元明，它振墜緒，彰偏反，宏揚折衷而集醫學之大成，胎息了後世醫學之框架，這是葉氏醫學之輝煌成就處。為了闡明這些問題，在本書末附錄了我的兩篇近作討論葉桂的學術淵源，不揣庸妄，惟海內外方家正之。是為序。

潘華信於上海中醫學院

1990年8月

【朱序】

聞之士生斯世，不爲良相，當爲良醫。蓋以良相、良醫皆可救斯人之疲癃殘疾，而不忍坐視其顛連而莫告也，然非識學兼到，相固不能濟世，即醫亦不能濟人。吾考古之名相，無識何以旌別淑慝，求賢以輔治？無學何以本仁祖義，監古以善今？古之名醫，無識何以審病原之虛實，而調劑得其平？無學何以明脈理之精微，而制治有其要？是可知醫國、醫人初無二理，爲相良固難，爲醫良亦不易也。無怪乎求良醫於當代，不少概見，惟吳中天士葉老先生庶名克副實，不愧爲良歟！粵稽葉老先生精通脈理，洞見病源，用藥尤能心小膽大，當日之無遠無近染病求治者，日不暇給，症多怪異，而方亦新奇，每授湯丸，無不效驗，所謂不笏而饒相業，有樞以轉天心者，捨先生其誰屬？所以仲升周子日侍左右，每見方案，無不匯而集之，積成卷帙，雖人之致病各殊，投劑亦異，未可以張冠戴李，致有毫厘千里之失，然讀書臨症之餘，備以廣博覽，亦未始無旁通之益焉。其年顧親翁，世業岐黃，亦有見及此，因即假周子原本，細心抄錄，持以示余，乞余爲序。余於披覽之下，見葉先生按症酌方，各有因心之妙用，子夏云：雖小道必有可觀者焉。良不誣也，後之學者，苟勿視爲古人糟粕，而能深求其精義，無負葉老先生揆方之精心，與周子匯集之苦志，則識學雖未必兼到，而亦稍稍有合乎不爲良相、當爲良醫之遺意，豈不大有功於斯世哉！余不揣固陋，冒昧爲序，望勿以言之不文而姍笑之，幸甚。時乾隆己丑孟夏，洵愚氏失周燮書於存古堂之邀月軒。

朱周燮不知何如人，文亦未甚高，但因此序而知此冊實先生門人所抄錄，甚可信也。周仲升雖署名於下，未言門人，他處亦未見之，苟無此序，無可徵矣。顧其年既世業岐黃，其子侄輩自有承家學者，顧氏既假周本而抄錄之，其侄輩又假顧本而重抄焉(潘按：本書卷終有「此案係己丑歲假叔父本抄錄至辛卯歲桃月初六日午刻始竣」字記，故門雪先生有是謂)，則此本是矣。周氏原本無此序，朱君爲顧作序，紀年乾隆己丑，冊末抄者手記亦署己丑，雖無名字可

以懸揣，所謂「假叔父本」者，必屬顧其年之子佺無疑焉，時去葉氏未遠，流傳有緒，真確不疑，雖係尋常門診之作，寥寥數語，而處方之妙，選藥之精嚴，有非他人所能望其項背者，玩讀再三，愛不忍釋，耀卿同道得此見假，不私所寶，惠我多矣，因略為校正訛字而記於端。甲申九月程門雪。

目次

未刻本葉天士醫案發微

古歙葉 桂天士著
古吳小狂周 顯仲升集
程門雪 校點
潘華信 發微

程批 人人皆知天士爲吳人，考之葉氏家傳，確系由歙遷吳者，其先本歙人也。朱氏序亦稱「吳中葉老先生」，此卻署題「古歙」，非日侍左右者，焉能詳知如是耶？他處從未見之，此點殊堪注意也。

潘按 天士世居閶門外下塘，懸壺姑蘇，世傳其著《溫證論治》，亦載入《吳醫匯講》中，故人習知其爲吳人。第沈德潛《葉香岩傳》云：「君名桂，字天士，號香岩先生，自歙遷吳。」則與本書署題相合。言「吳人」者，從世居而沿習俗也；言「古歙」者，據典載以從先緒也。

嗽而脈數，藏陰虧矣，金水同治。第參之色脈，恐延損怯。

熟地　甜北參　麥冬　茯神　川石斛　天冬

潘按 晚近臨床治嗽極少用熟地，或列爲禁忌，以熟地柔膩，有戀邪滯痰之弊，而與天士治驗頗相徑庭，此問題值得深究。縱觀天士醫案，咳嗽而用熟地者有近半數之多，《臨證指南》某案與本案診治相類：「脈數，沖氣咳逆，當用攝納腎陰，滋養柔金，爲金水同治之法。熟地、白扁豆、北沙參、麥冬、川斛、茯神。」據天士之見，凡病久嗽，往往咳嗽是標，臟陰虧損是本，治療「當培肝腎之陰以治本，清養肺胃氣熱以理標」，強調「非泛常治咳消痰所可投」，所以就將熟地、沙參、麥冬等滋養之味作爲主藥，甚至治嗽化痰的標藥一味也不用。對於葉氏這种獨特的治療經驗，徐靈胎極爲反感，曾指責說：「用此方以治咳，大謬。此老終不悟也。」他不僅反對用熟地，

且認爲麥冬、沙參、玉竹、桔梗等也不可輕用，如稱：「咳嗆而用麥冬是毒藥也」；「(玉竹)能滯肺氣」；「桔梗升提，凡嗽症、血症非降納不可，此品卻與相反，用之無不受害。」這些觀點對後世影響極大，習俗相沿，以至晚近臨床治咳就很少問津這些養陰藥物了。鑒於咳嗽乃常見病，療效尚未盡如人意，深入研究葉氏學術頗具現實意義。當前臨床借鑒天士學驗有兩個關鍵問題，其一爲外邪，其二爲多痰。是否也可用熟地等藥呢？今日慢性咳嗽之遷延發作者，幾無不伴有外邪之羈留，而天士諸案也明顯地表明熟地、沙參、麥冬都是在邪戀的病情下投用的，即說明外邪咳嗽完全可用此類藥物，與徐靈胎觀點枘鑿不相合，究其理則著眼於治本，通過金水同治或益土生金之法，滋潤肺金而提高其抗病能力，達到治嗽止咳之目的，顯然，這種治療思路與晚近醫界的用藥習慣是不可同日語的，此其一。其二，多痰是否可用熟地等滋膩養陰藥物？凡咳嗽多痰之症，今日臨床每從痰飲對待，白痰爲寒，黃者爲熱，多取青龍或麻杏石甘法治之，而忽略了一個燥痰、燥咳問題，如論及燥咳，皆從乾咳無痰或少痰來認識，把燥咳證治束縛在一個極爲狹隘的範圍裡，這是不全面的。事實上判斷燥痰、燥咳不能簡單地從痰量上來認識，而是應該從痰的性質和患者體液的消涸程度而定，凡痰液粘稠，如牽絲狀，附著於深邃之氣道，不能咳出，不論其痰量多寡，皆屬燥痰，其爲咳，亦即燥咳，這就是喻嘉言所說：「傷燥之咳，痰粘氣逆」。其形成之原因，一是外感風燥之邪，二是久咳，反覆不愈的咳嗽，大量耗傷氣道水液，原先如屬濕痰、寒痰，亦可轉燥化火，即所謂六淫之邪皆從火化之理。以患者體質言，久咳必傷陰，嚴重的肺部感染及肺心病的繼發感染者，驗之於舌，十之八九爲紅絳、深紫，了無津液，管見認爲天士就是在這種病理情況下用滋腎養陰藥物的，如果投以溫藥和之，豈非以火益火？何況，滋養治嗽之法，自古有之，唐宋方書慣用阿膠、熟地，如《千金》麻子湯以人參、阿膠與桑皮、紫苑同用；《聖濟》石膏湯治肺脹，以熟乾地黃與麻黃、石膏爲伍，類此甚多，乃其嚆矢。晚明張介賓制貞元飲、金水六君煎，喻西昌制清燥救肺湯，俱各樹一幟，垂範後世，亦皆葉氏學術之濫觴。天士之後，杭垣名家魏玉璜，治嗽輒持

二地、二冬等爲依托，《續名醫類案》中盡載其驗，可謂此中之獨擅勝場者。魏氏之後，其術逐漸廢置。竊觀晚近臨床之咳嗽，燥咳者極多，殆運氣之變，今人內熱居多，凡嗽皆痰黏而多，不易咯出，不已則繼之以氣逆，凡嗽愈久、愈劇則燥愈顯而液愈涸。近年以來，我曾診治病例計以數百，大抵冬春之際，宿嗽舉發，咳逆倚息不得臥，其痰液雖白而稠黏不能咳出，或深踞肺絡無力咳出，審之於舌則十九紅絳乾燥，了無津液，此時豈可據痰白而妄投溫藥？遂依天士此法，重用熟地，少佐杏仁、瓜蔞、川貝等清潤之品，製爲膏劑，觀察其效，輒收痰鬆、喘平、咳減之驗，未見一例有所謂痰滯、胃礙、邪戀之弊。因嘆天士之術信不誣也，亦俗套之不可盲從、治法之不可自窒焉。

> 脈數咳嗽，盜汗形寒，營衛交虛矣。
>
> 小建中湯

潘按　本案所稱盜汗，乃據古義，《金匱·血痹虛勞》：「男子平人脈虛弱細微，喜盜汗也」。理賅殊廣，總言元氣不足而致汗出，細推之則陰虛、陽虛皆可盜汗也。張介賓所謂：「自汗、盜汗亦各有陰陽之證，不得謂自汗必屬陽虛，盜汗必屬陰虛」。自汗與盜汗之區別乃在汗出之時間與狀態不同，《三因方》：「無問昏醒，浸浸自出者，名曰自汗；或睡著汗出，名曰盜汗，或云寢汗。」由是觀之，本案之盜汗，乃元氣不足之寐中汗竊出也，與晚近臨床陰虛舌絳之盜汗者不可混作一談。元氣既虛，遂遵《靈樞》「陰陽形氣俱不足，勿取以針，而調以甘藥」之旨，予仲景建中法治之，蓋亦《臨證指南》所謂（甘藥）「培生生初陽，是勞損主治法則」也。

> 脈數無序，陰虧陽亢之像，雖血來點粒，春夏木火炎炎，焉得保其不發？
>
> 生地　女貞寶　丹皮　川斛　旱蓮草　赤苓

潘按　同是脈數，本案「無序」而見血，稱「陰虧陽亢」，舌質必紅

絳，故用藥以甘涼合二至爲主。

脈弦且出魚際，木火鬱而不洩，陽明無有不受其牀，是以食下豬有不適，則屬脹，饑則嘈雜難耐。自宜肝胃同治，肝木宜疏，胃府宜降，乃其治也。

歸身　焦朮　陳皮　柴胡　神麴　白芍　茯苓　炙草
香附　麥芽

潘按　此證脈弦木鬱，諒先有情懷鬱勃，繼以胃疾，予逍遙散疏肝，化滯消積以助腑降，尚須怡情攝養，方克有效。

陽微陰濁泛逆，先爲咳喘，繼而腹滿便溏，所謂喘必生脹是也。

真武湯

潘按　亦所謂因咳爲腫也，病由陽虛，與治勞嗽迥別。

脈細如絲，形神尪羸，嗽而氣逆，下焦陽氣頹衰，最慮喘脫，延至春和日暖，始可無虞。

茯苓　炙黑甘草　制附子　桂枝　北五味子　胡桃肉

潘按　前後兩案，俱久嗽入損而致腎氣不納，即現代醫學肺部慢性阻塞性疾患發展爲肺心病、呼吸衰竭，已入險途，在難治之例。前案陽微水腫，真武湯溫陽利水爲治；後案元海根微，脈細欲脫，治在溫攝精氣。蓋視水腫與否而斂、泄不同也。雖言春和日暖後可無虞，然乍暖還寒之際變幻最多，每每立起狂瀾，不治者多矣。

用瀉白散頗效，但不能寐，舌心辣痛，陰亦虧矣。

生地　川貝　元參　麥冬　茯神　燈薪

潘按　用瀉白則必是肺熱，有咳嗽、厚痰見症，差後陰虧，故失眠舌痛，治以增液甘寒爲主，殊稱貼切。

4

努力絡瘀,入春氣升激絡,血欲外溢未泄,氣還瘀凝,胠脹腹膨,心中焠熱,古謂治血莫如理氣,氣宣血降,良有以也。

　　黑梔　蘇子　牛膝　桃仁　丹皮　茜草

潘按　「古謂治血莫如理氣」,即指繆希雍吐血三要法:「宜行血,不宜止血;宜補肝,不宜伐肝;宜降氣,不宜降火。」然須證屬陰虛絡瘀者方宜,本案絡瘀胠脹、心中焠熱,確是該證,用藥悉仿《廣筆記》所載,類似診治在《臨證指南》中頗多見之。然有一點堪注意,用繆氏法,血量當不多,如本案即「血欲外溢未泄」,倘血勢洶湧,天翻地覆之際,亟取唐宗海大黃瀉心湯例以止血爲先,斷不可踵武此法,坐失生機。

　　形寒心悸,頭旋身如溶溶,此二維佳帶病也,由帶中血液下滲,奇經失灌溉之源,日久有怔仲腰折之患,即早圖之。

程批　極當是亟之誤耳。

　　熟地　牡蠣　桂心　巴戟　茯神　杞子　白芍　白薇

潘按　有關奇經論述,源於《難經》,演繹於《奇經八脈考》,而天士則於證治又詳加發揮焉。天士稱「奇經八脈,皆麗於下」,言奇經依附肝腎,肝腎內藏精血,灌溉以入奇經;肝腎精血衰耗,必致奇經虛損,所謂「下元之損,必累八脈」。葉氏認爲奇經具有收攝精氣、調節正經氣血及維續、護衛、包舉形體的功能,奇經既病,就影響到這些正常的生理作用。天士又將奇經病證分虛實兩類:其虛者如下元衰憊、色夭神奪、內傷發熱、遺精、崩漏、帶下等皆是;實者皆由奇經氣血阻痹所致,如男子病疝、女子月經不調、產後腹痛等等。治療則以「通」「補」爲原則,所謂「奇經之結實者,古人必用苦辛和芳香,以通脈絡;其虛者必辛甘溫補,佐以流行脈絡,務在氣血調和,病必

瘁愈」。實證常用交加散(生地、生薑)、回生丹(黑豆、紅花、蘇木、大黃爲主)；虛證主以溫潤塡精及血肉有情之味。本案虛損、帶下、形寒屬陰維、陽維、任、帶爲病，治以溫潤爲先。葉氏上述有關論治奇經之用藥方法，前人未見論及，可備一格。而徐靈胎對此又多異議：「奇經乃十二經之餘氣，治十二經則奇經之治藥已在內，并無別有治奇經之藥也，此老好爲立異，故其說如此，但於理無礙，則亦各成議論耳」。蓋歷來大名家以師承、治學、體驗不同，各成流派，而觀點主張輒判若霄淵，惟好學深思之士玩味之。

氣痺不宣，食不運。

半夏　枳實　橘白　薑汁　茯苓　厚朴

潘按　想是痰氣交阻，脘痞腹脹，食後尤甚之症，方極靈動，洵是唐宋餘緒。

固攝下焦方。

紫河車膠　熟地　山藥　萸肉　杞子　大龜腹板

杜仲　五味　茯神　芡實　真膠　蓯蓉　川斛　建蓮

潘按　此亦奇經虛證，較前案更深入一層，重在血肉塡精，佐以收斂，諒其證必是遺泄爲主，而成毛瘁色夭者，其治方亦宋前古法也。

寒著氣阻，右脅痺痛。

杏仁、桂枝、茯苓、生薑、瓜蔞、苡仁

潘按　天士嘗云：初病氣結在經，久病血傷入絡。此久痛屬絡病，用辛潤通絡法。

脈數而軟，嗽逆暮盛。

貞元飲加茯神　蒺藜。

潘按　下虛咳喘，葉氏矜式景岳，頗多用貞元、金水六君輩，前清諸

家有詆病之者，如陳修園曰：「鹵莽輩，只貞元」，「切不可走於貞元一路，留滯痰涎也。」其實於痰飲則不合，於虛喘燥痰則極宜之，蓋體驗不同而主張剖別也，然此證當酌加化痰降氣藥，似更爲妥貼。

瘛厥議非痰病，用塡攝下焦，潛陽熄風頗應，但風木司氣，春三月發陳，尤宜屛除煩勞惱怒，恐厥陽鼓動，厥復發耳。

　熟地　　天冬　　虎骨　　龜板　　茯神　　牛膝　　牡蠣

　黃柏　　遠志　　海參　　川斛　　湘蓮

潘按　臨床每指瘛厥爲痰祟，多用豁痰之品。天士獨標卓議，以爲下元之損，水不涵木而致陽亢瘛厥，亦所謂陽化內風也。治多滋腎之味，海參、鮑魚、淡菜等天士慣用之，徐靈胎於此頗多微詞，蓋以爲海味腥械不堪入煎劑中，亦屬謹愼之言，故總以胃健者爲宜。而晚今臨床已大抵不用矣。

閱病原，望色萎黃，參脈微細，此中陽困頓之候也，以煩勞病嘔尤甚，法宜溫之。

　人參　　吳萸　　熟附子　　半夏　　茯苓　　淡乾薑

潘按　此據勞者溫之義，從人參四逆湯、吳茱萸湯化裁之，天士所謂辛甘化陽方法也。此證因嘔，故用藥如此，如中虛腹痛則循建中諸法矣。

溫邪侵於肺衛，作之咳嗽。

　杏仁　　桑葉　　川貝母　　花粉　　黃芩　　南沙參

潘按　以辛涼輕劑，是咳嗽、痰粘不暢之證，如見寒熱，須參銀翹散意。

脈沉弦，脘脹噫氣，口燥不寐，宜和肝胃。

川黃連　茯苓　枳實　淡乾薑　半夏　橘白

潘按　此黃連溫膽法出入，必苔膩。口乾不寐，由痰熱也，與陰虛有間。

溫邪作咳。

玉竹　南沙參　生草　桑葉　川貝母　花粉

潘按　天士治溫邪作咳，常用玉竹、沙參、麥冬等，蓋取存津清熱潤肺意也，淵源有自，晉陳延之《小品方》中療冬溫及春月中風傷寒有葳蕤湯，即以玉竹爲主，類方甚多，見諸《外台》。麥冬則仲景治肺痿已用之。獨徐靈胎頗詬病之，稱「用麥冬、沙參、玉竹、桔梗等藥，尚不明古方用法。」又稱「風溫用玉竹乃宋人之法」，余檢諸宋方書亦未之見，不知所據何出？宋人治溫，升麻、柴胡幾爲必用之品。若云風溫用玉竹是宋人法，不知晉唐已肇其端，宋代則無非沿襲而已。

脈微細。

茯苓　熟淡附子　粗桂枝　炙草　紫衣胡桃
北五味

潘按　諒是咳喘尪羸，下焦陽氣欲竭之證，疑係前「脈細如絲」案之複診，多不載姓氏，致有失考之憾。

嗽減不寐，心中熱。
溫膽湯
脈虛，知飢惡食，宜益營分。
當歸　茯苓　炙黑草　煨薑　陳皮　大南棗
肺癰。
葦莖湯加旋覆花　蔞仁
藏眞不固，陽浮失守，化風內煽，心悸不寐，火升

8

氣逆，陰不能平，陽不能秘耳。

　　桂七味湯加牡蠣

潘按　陰虛陽亢，諒漸露中風之兆，恃六味、牡蠣以滋陰斂陽，肉桂則引火歸原，古義所謂「甚者從之」也。此老治風，重視益體，擅用甘味，有「甘味熄風」之論，發前人所未發。余嘗歷觀《臨證指南》甘味治風諸法，計有甘濡、甘溫、甘酸、甘寒、甘鹹、甘辛等種種，如錢案用首烏、杞子、歸身、牛膝、天麻、胡麻、甘菊、石斛、黑豆，治在「緩肝潤血熄風」，主以甘濡。丁案用生地、元參、麥冬、川斛、遠志、菖蒲、蔗漿，治在「滋腎之液以驅熱，緩肝之急以熄風」，主以甘寒。周案用人參、黃耆、附子、熟朮，治在益氣護陽，主以甘溫。某案用生地、阿膠、牡蠣、炙草、萸肉，治在益體損用，主以甘酸。曾案用虎潛丸去鎖陽、知母，加肉從蓉，治用血肉之味以「填陰」、「熄風」，主以甘鹹。張案用從蓉、枸杞、當歸、柏子仁、牛膝、巴戟、石斛、小茴，主以甘辛溫養下元，即所謂「辛甘化風」。諸法之間，亦無鴻溝，蓋視病情進退、體質變化而隨機消息，如治某嫗案，凡二十餘診，前後用甘潤溫下、甘寒潤燥、甘養微逗通陽、甘寒通絡、甘苦酸鹹等法，法隨症移，活潑潑地，可謂曲盡甘味靈變之妙，其用法獨具標格，從來所無，非深味熟玩不能領略其奧旨。本案桂七味加牡蠣法，融辛甘酸鹹於一爐，亦頗具匠心治法也。

　　肝逆脘痛，右關獨弦。

　　川楝子　茯苓　半夏　香附汁　良薑　青皮

潘按　香附取汁用，當是宋人用法。

　　風侵於肺絡，咳嗽不已，漸延勞嗽。
　　白旋覆花　杜蘇子　扁杏仁　瓜蔞仁霜　廣橘紅
　　海浮石
　　血溢陽升，法宜攝納。

熟地　茯神　川石斛　珠菜　牛膝　穭豆衣

潘按　此所謂填實臟陰以止血也，《臨證指南》中頗多見之。

辛以宣氣，苦以降逆。

四磨飲

腹痛已止，左脈尚弦。

人參　茯苓　橘紅　小川連　楂肉　白芍　青皮
吳萸　使君子　麥芽

咽喉如梗，脊熱頭搖，形神尪羸，脈來微細，經事如期，此屬督脈空虛之候也，法宜溫養。

鹿角霜　紫石英　白薇　川石斛　杜仲　桑椹子

潘按　十二正經不足，而後奇經虛憊，無以灌注故耳。此必肝腎精血匱乏，而成督脈空虛候，偏于陽虛，故用藥稍溫，微有虛熱，佐入白薇，蓋本草所謂能益精而療寒熱也。

咳嗽、夢泄、內熱，金水同治。

熟地　川石斛　扁豆　茯神　北沙參　麥冬

潘按　目前臨床遇此等證，每以宣肺治嗽為先，所謂急則治標也。葉氏輒反其道而行之，以圖本為主，於礙邪一層略不顧及，此即其所稱「治體」、「存體」之妙諦。其學術殆源諸張介賓，《景岳全書》云：「凡虛損之由……無非酒色、勞倦、七情、飲食所傷，故或先傷其氣，氣傷必及於精；或先傷其精，精傷必及於氣。但精氣在人無非謂之陰分。蓋陰為天一之根，形質之祖，故凡損在形質者，總曰陰虛，此大目也。」「凡欲治病者，必以形體為主；欲治形者，必以精血為先。此實醫家之大門路也」。審之景岳「治形」、天士「存體」并無二致，且皆取熟地為主治之，故知其學術源本於一而延綿明清兩代焉。

陽衰則神痿，補陽宜甘溫。

10

程批　「痹」當是「疲」之誤。

　　六君子湯

潘按　天士嘗謂：「凡元氣有傷，當予甘藥」，義宗《內經》「陰陽形氣俱不足，勿刺以針，而調以甘藥。」《臨證指南》又云：「理陽氣，當推建中；顧陰液，須投復脈」，調治陰陽，天士亦不拘守此二方，理陽氣，除建中外，勞熱陰火則主以補中益氣，脾土萎頓則治以四君、六君，顧陰液除復脈外，胃陰消涸者，主以麥門冬湯，此則天士所持甘藥之大略也。

　　溫邪未淨。
　　玉竹　桑葉　川貝母　花粉　茯神　南沙參

潘按　古人治外感，歷來不避玉竹。

　　左脈弦，咳嗽，陽氣偏亢，溫邪侵之，宜用甘藥。
　　北梨肉　白花粉　青蒿　白沙參　霍石斛　川貝

潘按　甘寒養胃汁以生金潤肺燥，決焦救焚，溫邪自退，此天士治嗽之卓識所在。

　　此非肺邪，乃下焦陽氣浇漓，濁陰僭逆，屬之浮腫咳嗽也，女科致此，當以陰中求陽。
　　濟生腎氣丸

潘按　病重藥輕，難期獲效。此老用藥，間稍纖弱，殆病已難治，略事斡旋而已，後世吳鞠通治學承其衣缽，而講究實效，據病投藥，不爲習俗分量所限，曾碧雪丹用一兩，石膏用八兩，桂枝用八兩，可謂從來未見，蓋具古今識，而後能空世俗見也。

　　脈尚弦芤，初之氣中乙癸同治。
　　熟地　天冬　牡蠣　人參　茯神　川斛

此火虛陰邪上干，神志冒昧，頸疼形寒。

八味丸

溫邪鬱於肺衛，咳嗽音嘶。

射干　花粉　生草　桔梗　玄參　象貝

知飢，食下膩脹，脾鈍胃強使然。

焦朮　茯苓　神曲　炙甘草　廣皮　川連　白芍

麥芽　山查肉炭　青皮

脈澀，食下拒納，宜理胃陽。

半夏　吳茱萸　延胡索　山查　茯苓　高良薑

橘紅　麥芽

潘按　想系食後脘中脹痛不適之證。

咳嗽失血，左脈弦數，少陰頻虧，厥陽不潛使然。

熟地　茯神　山藥　牡蠣　川斛　湘蓮

潘按　此類案治，《臨證指南》中甚多，皆從補腎養陰入手，而不汲汲治嗽止血，所謂「無暇理病，存體為要」，乃其一貫思想也。

此沖疝也，由精血暗傷，沖氣失守使然，法宜溫養，通攝兼施。

天真丹

潘按　天真丹：精羊肉、肉蓯蓉、山藥、當歸、天冬、黃耆、人參、白朮。

嗽逆，沖氣不納，形浮。

茯苓　桂枝　北五味　炙甘草

潘按　方極精當，藥力似稍薄。

脈細澀，咳嗽三月不愈，溫邪伏於肺衛使然，漸延陰損勞怯。

玉竹　桑葉　花粉　川貝　南參　梨肉

咽喉病纏綿不已，從少陰治緩圖，乃不易正則也。葆真靜養，尤為最要。

熟地　虎脛骨　川石斛　湘蓮　秋石　女貞子

龜甲枝　牛膝　黃柏　天門冬　旱蓮草　茯神

潘按　此虎潛丸出入，益以育陰固精之味，案語甚簡，僅言咽病已久，實更有遺泄、足痿諸症，故皆從少陰圖治，冀希積漸邀功也。

噫氣脈弦長，此木火上逆刑金，清降之司失職，延久有噎膈之虞，開懷為主。

枇杷葉　黑山梔　橘紅　杜蘇子　香附子　茯苓

潘按　亦取繆希雍降氣法，可見此老之心折諸彼矣。

經事參差，不時寒熱盜汗，陰血下奪，陽無所附，營衛為之不諧也。

炙甘草　白芍　火麻仁　生地　粗桂枝　牡蠣

麥門冬　阿膠

潘按　此「顧陰液，須投復脈」之謂。

腹膨嘔逆，當溫通陽氣。

附子　吳萸　茯苓　乾薑

用建中頗應，腰痛氣逆，宜益下焦，貞元飲以繼之可也。

潘按　諒先有中虛寒熱見證，建中取效之後，又現腎虧，故與補腎攝

納。亦所謂善補氣者，能從精中生氣也。

少陰空虛，厥陽少涵上冒，頭脹嘈雜，當乙癸同治。

生地　牡蠣　雞子黃　茯神　天冬　真阿膠

陽浮不潛，耳鳴齒痛，當攝少陰。

大補陰丸

潘按　此丹溪治驗，舉凡陰精不足而相火亢盛者，主以大補陰丸，陰血不足而相火有餘者，主以四物湯加知母、黃柏。蓋明代盛極一時之治風也。

陰損難復，谷雨氣泄可慮。

熟地　茯神　天門冬　人參　阿膠　雞子黃

府陽不宣，腹膨溺短。

大針砂丸

潘按　此丸即紫金丹，亦名禹余糧丸，主治水腫腹脹，初見諸許知可《普濟本事方》，以禹糧丸、針砂、蛇黃(蛇含石)為主，另以木香、肉豆蔻、當歸、茯苓、羌活、川芎、蒺藜、官桂、三稜、乾薑、白朮、茴香、橘皮、附子、牛膝、蓬莪十六味以扶養之，共為丸藥，忌鹽三月，有「不動臟腑，只於小便內旋去水」之效，許氏頗稱道其丸之驗，並稱「此方見當涂《楊氏家藏方》及《夷陵集驗方》」，惜兩書皆佚。天士甚推崇此方，去附子、蓬朮、青皮，加重茯苓，更名為針砂丸。

火虛不能燠土，不飢妨食，法宜脾腎同治。

人參　巴戟天　益智仁　茯苓　葫蘆巴　菟絲餅

潘按　益火生土，許知可最多發揮，彼稱不食之因，「不可全作脾虛，蓋因腎氣怯弱，真元衰劣，自是不能消化飲食，譬如鼎釜之中，置諸米穀，下無火力，雖終日米不熟，其何能化？黃魯直嘗記服菟絲

子，淘酒浸曝乾，日抄數匙以酒下，十日外飲啖如湯沃雪，亦知此理也」（《普濟本事方》）。天士矜式許氏學術，傳有《本事方釋義》之作，其方藥承知可餘緒者頗多，此案治亦其中之一也。

哮疢交夏宜針。

潘按 即今所謂冬病夏治。

咽腐不愈，咳嗆音嘶，虛陽炎炎，由少陰之陰不能上承也。

生地　糯稻根鬚　人中白　元參　大雞子黃　生甘草

脈出魚際，吞酸神倦，此木火內鬱，陽明受戕，所謂壯火食氣是也。

川黃連　茯苓　枳實　吳茱萸　半夏　乾薑

勞傷絡瘀，失血之後，腹脹難運，絡虛為脹，良有以也。

旋覆花湯加桃仁　大麥芽

潘按 絡虛為脹，疑是絡「瘀」為脹，殆訛聽誤寫耳，否則治非其理，此老治絡瘀，每持仲景旋覆花湯(旋覆花、蔥、新絳)加味，其方主治「肝著，其人常欲蹈其胸上」（《金匱要略心典》），亦無非肝絡瘀滯、著而不行也。

勞傷中氣，口苦妨食，小溲不利。

茯苓　白术　厚朴　廣皮　澤瀉　豬苓

潘按 中虛最宜建中法，此案因口苦妨食濕邪內停，故忌投甘藥，只能逐症周旋，亦難為其治矣。

溫邪作咳形寒曾失血，宜用輕藥。

杏仁　桑葉　川貝　桔梗　橘紅

因濕作咳，瘰癧。

桑皮　米仁　橘紅　薑皮　杏仁　前胡

形寒、心悸，咳嗽。

小建中湯

此血虛絡鬆，氣失其護，左脅喜按，難以名狀，宜辛潤理虛，切勿亂投藥餌。

杞子　柏子仁　酸棗仁　茯神　桂元肉　大胡麻

潘按　《素問‧藏氣法時論》：「腎苦燥，急食辛以潤之，開腠理，致津液，通氣也。」；「肝欲散，急食辛以散之，以辛補之，酸瀉之。」此天士辛潤理虛、通絡之立論依據。蓋辛味者可宣通氣液，開發鬱結，推陳而致新，故《內經》稱其爲補，然其補爲通補，於體則補，於病則逐，天士眞得個中之三昧者也。

陰不平，陽不秘，火升汗濼。

熟地　牡蠣　天冬　人參　茯神　湘蓮

壯水之藥，旦晚難以奏績。

大補陰湯

潘按　繆希雍云：陰無驟補之理。

脈澀，便血、心悸、頭脹，此營虛陽浮不潛爲病。

生地　牡蠣　白芍　阿膠　茯神　條芩

背痛形凜，經阻帶多，法宜溫養奇經。

鹿角霜　沙苑　紫石英　當歸　小茴香　茯苓　生杜仲、羊肉

潘按　此老每指責醫者，「不曉八脈之理，剛如桂、附，柔如地、味，皆非奇經治法。」奇經之虛者，主張塡補以血肉之味，此方藉鹿角、羊肉溫煦扶羸，又佐以當歸、茴香等，俾流通脈絡，氣血調和，

所謂通補方法也。

濕鬱，溺痛、形寒。

桂枝　茵陳　大豆黃卷　苓皮　萆薢　飛淨滑石

潘按　濕證論治迨有清始稱完備，而天士論證既精，方藥尤靈，可謂歷古前賢無出其右者，然其學驗，初涉則似平淡無奇，深味則奧窔內寓，會心實多，俞震《古今醫案按》祖述殊細，可資參考，因掇拾於後：「古人治濕病案，殊無高論奇方……《臨證指南》佳案甚多，良足私淑。其除氣分之濕，用滑石、白蔻、杏仁、半夏、厚朴、瓜蔞皮爲主，有熱則加竹葉、連翹、蘆根等，全取輕清之品，走氣道以除濕；若濕熱甚而舌白目黃，口渴溺赤，用桂枝木、豬苓、澤瀉、滑石、茯苓皮、寒水石、生白朮、茵陳，此從桂苓甘露飲加減；濕熱作痞，神識如蒙，用人參、苓、連、枳實、生乾薑、生白芍，此從瀉心湯加減。若脘中阻痛，大便不爽，用豆豉、枳實、川連、薑汁、苓、半。熱輕則去川連，加鬱金、橘紅、苡仁、杏仁，此濕傷氣痹治法，熱甚則用川連、生朮、厚朴、橘白、淡生薑渣、酒煨大黃，水法丸服，此治氣阻不爽，治腑宜通法。濕傷脾陽腹膨，用五苓散、二朮膏；濕熱橫漬脈、膝，腹滿，用小溫中丸。」它如脘痞便溏用苓桂朮甘湯，吞酸形寒用苓薑朮桂湯，濕溫神昏用犀角、元參、連翹心、菖蒲、銀花、至寶丹。濕溫邪阻上竅空虛之所，致頭脹耳聾，呃忒鼻衄，用連翹、牛蒡、銀花、馬勃、射干、金汁。濕結傷陽，寒濕濁陰鳩集爲腹痛便室，不食不寐，用炒黑生附子、川椒、淡乾薑、蔥白、豬膽汁。濕久脾陽消乏，腎眞亦憊，中年不育，用茯、蒄、蒼朮、韭子、大茴、鹿茸、附子、葫蘆、補骨、赤石脂，凡此等等，或循前人成法而變化由心，或匠心獨運，自古所無，皆卓識高超，非庸醫所能步武也。本案濕鬱熱結，從桂苓甘露湯加減，以積熱不甚，故未用石膏、寒水石等。

飲阻于肺，咳嗽失血，宜用清降。

旋覆花　薏苡仁　蘇子　蔞仁霜　浙茯苓　橘紅

潘按 與希雍治方如出一轍，然總宜於血暈不多之證。

　　勞傷失血，脈細。

　　茯苓　花蕊石　茜草　參三七　蓮藕節　牛膝

潘按 《臨證指南》載案有多踵葛可久花蕊石散意者，止血有效，然須酌加消瘀之品，本案亦是。昔古吳程永培序《十藥神書》云：「吾吳葉天士先生，凡治吐血症，皆祖葛可久《十藥神書》，更以人之性情，病之淺深，隨宜應變，無過不及，治無不愈。」

　　脈微形痹，正氣已虧，溫邪未淨，疢勢不輕。

　　玉竹　白沙參　北梨肉　川貝　南花粉　霍石斛

潘按 「形痹」或「形疲」之誤，接後句「正氣已虧」則較順當。既邪未淨，病非輕，如何略無一味清邪之藥？在衛則汗，到氣則清，治案與《溫熱篇》所云則頗相間。

　　左脈數，咳嗽耳聾。

　　熟地　天門冬　川斛　茯神　穭豆衣　牛膝

　　郁則絡瘀氣痹，失血氣逆，法則宣通，但脈弦勁，正氣已虛，當以甘緩。

　　淮小麥　茯神　炙草　柏子仁　白芍　棗仁

潘按 脈弦勁當作芤意理解，否則與甘補有悖。

　　脈澀，痰多肢麻，虛風鼓動使然。

　　鉤藤　橘紅　浙菊花　桑葉　茯苓　天竺黃

　　陽微形浮。

　　茯苓　桂枝　附子　白朮　澤瀉　薏米

　　頸重脘悶，脈弦。

　　桑葉　橘白　半麴　茯苓　菊花　川斛

18

咳減痰多，交雨水節，血復溢。

旋覆花　扁杏仁　米仁　薏仁霜　冬瓜子　浙苓

此少陰陽傷，漸致妨食形羸，中陽亦漸次告困矣。

真武丸

潘按　此下損及上，昔人所謂：過于脾胃則不可治。《難經》云：「從上下者，皮聚而毛落者死。」故證殆矣。

營陰枯槁，心悸、嘈雜、咳嗽。

炙甘草湯去參　薑加牡蠣　白芍

潘按　此老診治，著重益體，既是陰虧便專事滋陰，於嘈雜、咳嗽諸證幾置若罔聞，所謂「伏其所主，先其所因」是也，與晚今用藥習慣已不可同日語矣。

風壞而多汗洩，非辛涼解肌可治。

黃芩瀉白散

絡瘵瀉之爲□，但左脈弦勁，肝陰頻虧，厥陽偏熾，亦不宜以此爲長計也。

生地　淡菜　新鮮藕　牛膝　茯神　穭豆衣

程批　「爲」之下少一字，如「宜」字之意是也。

泄木安中，令其升降自如，則木不爲之曲直矣。

人參　半夏　廣橘白　吳萸　茯苓　枳實　淡乾薑
川連

飲邪作嗽，不得臥。

杏仁　茯苓　半夏　白芥子　米仁　橘紅

潘按　飲邪爲嗽，用化飲方法，與陰虛勞嗽、燥咳之用養陰潤燥大相徑庭，不可混淆，此老胸中甚了了焉。

19

勞傷失血後，咳嗽氣逆。

都氣丸

潘按 陰虛勞嗽自當斂納，惟此症總是有痰，宜酌加川貝、竹瀝等有利痰液排出，治病貴在實效，非比曲藝詞章，可以各自成家，一味超脫，遠離實際治病對象也。

噫氣嗽逆，當降肺胃。

枇杷葉　半夏　廣橘紅　青竹茹　茯苓　白粳米

脈浮弦。

桑葉　花粉　南沙參　川貝　杏仁　生甘草

潘按 當是溫邪襲肺，咳嗽多痰不暢，微熱，或有失血，舌紅口渴之證。脈浮弦三字未免太簡耳。

下焦不納，氣逆脘悶。

熟地　牛膝　紫石英　澤瀉　茯苓　川斛　沉香汁

茰肉

咳嗽、音嘶，痰多。

熟地　牡蠣　丹皮　山藥　茯苓　川斛　澤瀉　牛膝

潘按 痰多用熟地是天士遣藥特點，必是痰黏不暢之陰虛燥痰，其病機與痰飲則有霄壤之別。

陰虛溫侵，作咳痰血。

玉竹　南沙參　白花粉　川貝　霍石斛　生甘草

形寒飲阻，作嗽背痛。

桂枝湯去芍加茯苓　杏仁

潘按 此飲邪為嗽，故不用熟地，即芍藥亦嫌其酸收而去之，可見此老治病，井然不紊。

脈澀，咳嗽、背凜。

茯苓桂枝湯去芍加米仁

知飢少運，宜理脾氣。

　　穀芽　半夏麴　廣橘白　茯苓　宣木瓜　煨生薑

潘按　木瓜味酸，酸則斂，斂則化，與山楂同，故能化食健胃也。天士此驗，後江南諸賢頗踵之。

陰弱，溫邪上侵，發熱咽痛，治以輕劑。

　　薄荷　象貝　桔梗　連翹　花粉　生草

下焦不納，嗽逆喘急，最慮春半氣泄，宜慎調護。

桂苓五味甘草湯加紫衣胡桃肉

下虛氣逆，作咳內熱。

　　熟地　天冬　知母　茯神　麥冬　川斛

陽傷飲逆，咳嗽腹膨。

真武湯

潘按　前後兩案皆是下虛，所謂下虛者，勞嗽久延腎失攝納也，然前案陰虛燥咳，後案陽虛痰飲，故用藥剖別，濡燥相背。

溫邪上鬱，咳嗽音啞。

　　薄荷　射干　連翹　桔梗　杏仁　象貝

下焦空虛，陽浮化風，頭旋耳鳴，法宜收攝。

　　熟地　牡蠣　川斛　磁石　萸肉　牛膝　茯神　青鹽

潘按　此案有中風之虞。蓋中風一證，河間主火，稱「將息失宜，而心火暴甚」；東垣歸咎於氣虛，所謂「中風者非外來風邪，乃本氣自病也」；丹溪闡發「痰生熱，熱生風」之旨；謬希雍謂之「內虛暗風，確係陰陽兩虛，而陰虛者多，與外來風邪迥別」；景岳徑以「非風」目之，蓋非外風侵入，皆攝養不慎，風自內生，非風者，謂非外

風也。故金、元、有明諸家俱以瀉心火、滋腎水、益氣化痰、養陰清熱爲治。迨天士則集諸家之大成，沿循金元，菲枕晚明，發微「陽化內風」，治重滋水涵木，又侶「甘味息風」，斯亦千年史蹤之卓犖大成者也，「大江南北言醫，輒以桂爲宗(《清史稿》)」。其餘緒迄今獨廣泛影響於臨床，本案滋腎收攝之治，今日懸壺家猶習用之，亦其一端也。

　　陽郁形凜，發熱，脘痛。

　　杏仁　生薑　桂枝　厚朴　花粉　橘白

　　腰痛心悸，煩動則喘，少陰腎真不固，封蟄失司使然，

　　切勿動怒，恐肝陽直升，擾絡失血。

　　熟地　茯苓　左牡蠣　澤瀉　牛膝　穭豆衣

潘按　余業師嚴蒼山先生治血虛肝旺之證，輒用穭豆衣，原以爲承太先生丁甘仁學驗，讀書至此，始知全從天士處得來，蓋所謂芝養有根、醴泉有源也。

　　脘悶不爽，不時頸脹發熱，此木火內郁，升降之機不泄，肝胃同治。

　　丹皮　半夏麴　鉤藤　茯苓　黑山梔　橘紅

　　濕熱內郁發黃，丹溪謂五疸皆由濕熱而成。

　　茵陳　枳實皮　廣皮　大豆黃卷　穀芽　陳皮
　　茯苓

程批　廣皮、陳皮二味重覆，去其一可也。

潘按　黃疸歷來以濕熱論治爲多，茵陳、山梔幾爲必用之藥，惟不盡然，俞東扶《古今醫案按》云：「大抵酒傷及有郁結與胃脘痛，皆發黃之根基。」良有以也。天士亦每責之絡瘀，《臨症指南》載案：「陳久痛必入絡，氣血不行，發黃，非疸也。旋覆花、新絳、

青蔥、炒桃仁、當歸尾。」蓋瘀絡阻結，不通發黃也。細詢病情，必有久痛病史，一如現代醫學慢性膽疾，久發不已而爲阻塞性黃疸也，治當消瘀通絡，與濕熱黃疸之治則大相徑庭，不可同日語矣，此全據臨床親驗所得，是葉、俞二家高過前賢處。

　　脈沉遲，陽氣殊虛，濕痰內阻經隧，右眶跳躍，乃類中之萌也。

　　當戒酒勿勞動爲要。

　　于潛白朮　天麻　半夏　浙江黃菊　茯苓　鉤藤

潘按　此天士所謂「氣愈傷，陽愈動」，「木橫土衰，培中可效」也，由氣虛濕聚、肝木掀擾所致，倘濕痰不顯，人參、黃耆亦可加入。

　　脈弦數，咳嗽，頸脹。
　　青蒿　南沙參　苦參　川貝　白花粉　橘紅
　　木鬱胃困。

　　黑山梔　神麯　茯苓　大麥芽　青皮　橘紅

潘按　諒有抑鬱脘悶、煩熱納呆諸症，故治仿丹溪法。

　　高年中消，木火乘中，由營液內槁使然。
　　麥冬　川斛　北沙參　知母　甘草　白粳米
　　脈數，夢洩，咳嗽。

　　熟地　茯神　麥冬　女貞子　川斛　湘蓮　北參　旱蓮草

　　陰虧陽亢。
　　大補陰湯
　　病後脈數不復，三陰虧矣，謹慎調理，弗致重損。
　　熟地　淮山藥　粉丹皮　北沙參　澤瀉　白茯苓

湘蓮肉　白芍藥

潘按　三陰指肝、脾、腎三臟，此即所謂「平補足三陰」法，乃天士名論。

痰阻於中，陽明不宣。

半夏片　白蜜　茯苓　生薑汁

潘按　此證系痰阻兼便結，燥痰濕則耗液增便結，潤腸則痰濕愈滯，治療頗費周章。葉氏投燥、濡兼顧之方，持夏、苓燥濕化痰，蜜、薑汁潤澤開結，并行而不悖，洵屬此中高手，蓋皆承唐宋之學術餘緒也。今醫界每責宋人好用金石、香燥藥物，《局方》幾爲眾矢之的，此皆沿襲元人偏說，狃於一家之言，不識宋人學術眞面目矣，其實北宋最善用諸自然汁，如生地、麥冬、天冬、葛根、地骨皮、青蒿、白蜜、蘆根、梨、蔗等等，清熱養陰，沃焦救焚，方多法繁，可稱獨擅勝場，《聖濟總錄》載述尤豐，今書在，足可徵信也。第其治亦非首創，此本諸晉唐醫方，詳以鋪敍發揮，然後登堂入室，儼然一代醫學之特色焉，諒彼時諸植物豐足，易於采置加工故耳。葉氏此治，依然宋方之舊，所謂嬗遞而勿替者也。

勞傷腎眞，腰痛咳嗽。
貞元飲
脈細數，咳嗽音啞，此屬陰損，金水同治。
固本湯加北沙參
小溲渾濁，夢泄腰痛。
熟地　北五味　鰾魚膠　覆盆子　巴戟天　青鹽
菟絲子　白茯神　沙苑　杜仲　萆薢　遠志肉
久嗽腰痛，行動氣逆，脈細失血。
熟地　山藥　麥冬　川斛　茯神　北參
冷物傷中，脘痛嘔惡，大便如油。

丁香柄　半夏　吳萸　淡附子　茯苓　乾薑

心悸形凜，不時遺泄。

茯苓　炙甘草　桂枝　大棗

潘按　此仲景方，治發汗後心氣不足，臍下悸欲作奔豚者。

肺熱，咳嗽痰血，宜禁火逼。

玉竹　竹茹　白扁豆衣　柿霜　川貝　霍山石斛

先清氣分之熱，續商培元。

桑葉　青蒿　川貝　南參　骨皮　川斛

潘按　若云溫邪入氣，則清熱之藥似嫌力薄，石膏、蘆根之類勢在必用。

養陰涵木，以和浮陽。

生地　穭豆衣　珠菜　茯神　川石斛　鮮藕

溫邪脈小，怕其內閉。

枇杷葉　杏仁　淡豉　瓜蔞皮　枳殼　橘紅

潘按　內閉者謂痰濕蒙閉、逆傳心包也，徒持脈小似不足為憑，諒尚必有胸悶、懊憹、煩躁不安等等見症。治療以宣邪開郁為主，令邪與汗并、熱達腠開也，不用清熱與安神藥，是此老膽識兼備處，苦寒之味，慮礙汗洩；早投安神，恐引邪深入。其病在欲閉未閉際，故以開洩為安。

脈弦澀，肢麻痰多，陰血頻虧，雖有痰阻，以末治之。

枸杞子　浙江黃菊　茯神　白蒺藜　穭豆淨皮　桑葉

溫侵作咳。

玉竹　南沙參　竹茹　桑葉　川貝母　杏仁

脈數無序，上焦肺氣燥矣，胸臆隱隱痹痛，怕其咳吐痰血

枇杷葉　蔞皮　杏仁　北梨汁　蘇子　川貝

潘按　此外感燥邪，病在上焦，故用藥輕靈潤澤如此，若久嗽不已，勞傷陰虛，則治以貞元、都氣之類，補腎攝納為主，蓋俱屬燥病，而深淺輕重不一，藥亦隨證而異，未可混同也。

脾呆胃鈍，濕熱內蒸，小溲渾濁，下溢白沃，當從中治。

焦朮　川連　穀芽　荷葉蒂　神麴　廣皮　木瓜　炙甘草

此敗精凝瘀為淋，法宜通洩。

虎杖散

潘按　此方先見於許知可《普濟本事方》，治婦人諸般淋，古人以杜牛膝煎湯，送服麝香、乳香少許，天士習用此方治淋，《臨證指南》中頗載其驗。惟今日臨床麝香難覓，《嚴氏濟生方》治淋有琥珀散，只琥珀屑一味，亦具破淤通淋之效，以虎杖草數兩煎湯送服琥珀，則效尤顯，今日臨床屢試不爽，蓋皆古法延綿，不絕如縷也。

脈弦腹痛，便泄不爽，此下焦陽微，陰濁僭逆使然。

葫蘆巴　草薢　桂心　巴戟天　青皮　茯苓

脈歇，陽傷陰干，便泄腹脹，宜節食物。

真武湯

食飲下咽，必咳逆，方爽能納，屬噎格之漸。

枇杷葉　蘇子　蔞仁霜　旋覆花　茯苓　廣橘紅

潘按　效法繆仲淳降氣法。

食下拒納，左脈弦數，此屬噎膈。

旋覆花　半夏　薑汁　代赭石　茯苓　川連

潘按　此從旋覆代赭湯出入。丹溪另有韭汁牛乳飲，《醫學心悟》載啟膈散(沙參、丹參、茯苓、川貝、鬱金、砂仁、荷葉蒂、杵頭糠)，皆得諸古人心法，頗具效驗。

溫邪鬱於肺衛，咳嗽音嘶，脈微。

瀉白散

脈弦而澀，肝陰頗虧，中氣亦弱，肝胃同治。

何首烏　茯神　製白蒺藜　桑椹子　川石斛　杞子
浙江黃菊、建蓮肉

右脈數。

熟地　川石斛　茯神　麥冬　旱蓮草　女貞

腹鳴，漸有脹滿之勢，小溲不利。

熟地　茯苓　桂心　山藥　牡蠣　澤瀉　牛膝　丹皮

潘按　此參濟生腎氣法意，利尿尚嫌不足，在明清之前，則早用峻藥攻逐矣。

三瘧，食下少運，頭脹。

歸身　白芍　陳皮　茯苓　大棗　焦术　炙草
柴胡　生薑

潘按　假逍遙散治瘧，亦是變通辦法，酌加除瘧藥則更為周匝矣。

脈微不耐按，真元已憊，何暇理邪？尨危不易圖治。

真元飲

程批　「真」疑「貞」誤，後同。

木鬱洩之。

越鞠丸

此勞傷營衞，寒熱時作，心悸胸痛，怕其失血。

小建中湯加芍加牡蠣

潘按　此勞力傷陽，故投建中，慮動陰血，略佐芍、牡蠣，以事斂陰。

溫邪咳嗽。

薄荷、連翹、黑梔、花粉、桔梗、生草

酒客挾濕發熱，疹未宣達，濕溫內鬱，薰黃脘痺，法宜和之。

茵陳、廣白、連皮、豆卷、桔梗、生草

程批　連皮者連皮苓也，廣白則橘白，未免太簡矣。

久利盜汗，惡心形凜，肌發紅點如癮，虛中挾邪耳。

潘按　「癮」下或當有「疹」字，此殆遺之耳。

穀芽　木瓜　半夏麯　茯苓　廣皮　荷葉蒂

動怒陽升血發。

生地　山漆汁　川石斛　茯神　穭豆衣　花蕊石

脈弦滑，痰飲內阻，左肢麻木，瘧後致此，由伏濕未淨，升降之機失司，是以釀為濁邪耳。

生菸术　半夏　橘紅　白蒺藜　枳實　茯苓

潘按　濕濁中困，脾失升降之機，故主在化痰濕，濕去則脾自健運而司其升降之職。李杲治此等證，輒專重於升清，益入升、柴之類，助春升而匡生機矣。

28

肺脾氣失肅降之司，食下嘔逆，吐出瘀濁，氣宣血自和。

枇杷葉　蘇子　紫菀鬚　降香汁　枳殼　白桔梗

潘按　此方殆式繆希雍治氣法，繆氏治氣三法爲：補氣、破氣、降氣調氣。氣虛宜補，如人參、黃耆、羊肉、小麥之類；實則宜破，如枳實、青皮、枳殼、牽牛之類；氣逆宜調，氣升宜降，如蘇子、橘皮、枇杷葉、降香、香附、烏藥等。本案肺、脾氣逆，治在調、降，其用藥與希雍略無二致。

喜飲熱酒，胃絡積熱血瘀，中脘痺痛，谷食漸減，脈來弦澀，年已望五，最慮營枯氣結，他日有關格之患。

半夏延胡酒法丸

潘按　良非朕兆，預後主凶。非藥養兼功恐難返元吉。

脾弱少運，食下膜脹。
焦术　廣木香　人參　茯苓　廣皮　砂仁殼
形寒咳嗽，脈小。
杏仁　桂枝　生薑　灸草　花粉　大棗
氣弱神疲，食減。
穀芽　半麴　新會　茯苓　木瓜　煨薑
噫逆脈弦，胃虛木乘使然。
半夏　木瓜　川石斛　茯苓　穀芽　廣皮白
脈小肢麻，屬陽微失護，痰飲內阻，日久有類中之患。

术附湯

潘按　天士治中風方法頗多，滋水清肝，甘味熄風，平肝潛陽，豁痰

開竅等等，皆習用之。陽虛痰濁用事者，天士亦不避辛烈剛燥之品，本案即可見之，蓋藥因證移，而無刻板定見橫貫胸中也。晚近治中風，胥從內因入手，執著於平肝熄風，金元前諸法如大、小續命、侯氏黑散等俱廢置不用，古法蕩然，令人憾焉。其實目前臨床非絕無外風之證，如西北高寒之地，風寒襲人概不少見，東南卑濕，雖類中居多，然其證發病多在嚴寒隆冬，殆內鬱外閉、風火內熾使然，由是觀之，則驅風之藥亦不可全廢，火鬱宜發，蓋辛味可以宣通氣液、運行血氣也，外則去邪，內則和營衛，非絕對禁忌於內風之治，昔程門雪先生已有議論於前，晚近現代醫學又有腦血管意外病毒感染說，皆發人深思焉。

　　年十九，形貌偉然，火升失血，向有夢洩，顯是少陰腎真空虛，陽浮失守，沖激陽絡使然。腎主封蟄，宜固之攝之。而藥餌草木，即血肉有精亦難克溢有形之陰，究竟全賴自知利害，葆真為第一要義。

程批　「精」乃「情」之誤，「克」是「充」字。

熟地　阿膠　天冬　女貞子　玄武版　湘蓮　珠菜
牡蠣　海參膠　旱蓮草　茯神　山藥　霍斛　穭豆衣
動怒氣逆，作咳脘悶。
枇杷葉　蘇子　鉤藤　廣橘紅　茯苓　桑葉
血溢暗耗，奇經失護，心中如焚，肢節交冷。

程批　「溢」疑是「液」之誤，殆錄方時誤聽耳。

生地黃　天冬　阿膠　桂元肉　柏子仁　當歸身
白芍　丹皮　枸杞子　穭豆衣　茯神　棗仁

潘按　精血不足，浮火煬然，絡脈失養，凜凜肢冷，其癥結在營血虛虧，此類病證現今臨床甚多見之，但仿葉氏法，積漸自可邀功，不能

以肢冷而雜熱藥，恐浮陽即完成焦頭爛額客耳。

久利，脈澀，腰痠。

鹿角霜　川續斷　禹余糧　紫巴戟　赤石脂　椿根皮

血瘀胸痹，恐暴湯汗泄則脫。

半夏　茯苓　閩薑　延胡索

潘按　必是胸痛殊劇，不已則當有陰陽離決之虞。治療似少簡薄，化瘀通絡之品斷不可少，寬胸宣痹之屬亦宜加入。天士此案，可師法其意，不能執守其方耳。

食下膜脹脘痞。

半夏　茯苓　枳實　乾薑　橘紅　肉桂

氣鈍失運，食下則脹，大便不爽。

香砂枳朮丸

潘按　若是勞力傷陽引起，兼見怠惰無力，當用補中益氣湯。

宣肺降胃，以理氣逆。

半夏　黑梔　枇杷葉　橘紅　茯苓　土蔞皮

脈微陽傷，三瘧形浮。

真武湯

久瘧，宜和營衛。

茯苓　炙草　煨薑　桂枝　白芍　南棗

潘按　殆邪氣已靖，餘後營衛不和而已，故用藥如此。

且和胃氣，補中姑緩。

穀芽　半麴　益智仁　茯苓　廣皮　宣木瓜

寒侵，疝逆腹痛。

川楝子　荔枝核　茨苓　大橘核　小茴香　桂木

衝陽怫郁，形冷咳嗽。

苦杏仁　大桂枝　生薑　炙甘草　天花粉　大棗

易感客邪，肺衛虛耳，而脈細澀，少陰腎精亦虧，當以培補為妥，刻下且以滋養柔金，清肅衛熱。

生甘草　川貝母　玉竹　南沙參　地骨皮　白糯米

桑葉

潘按　肺虛易感宜玉屏風、參蘇飲之類；少陰精虧宜左、右歸之屬。惟此時胃氣弱，津亦虧，稍有客邪未楚，故補肺、填精之治俱非宜，天士先生悟出育養胃陰妙諦，可稱絲絲入扣，益土則生金，育陰則清熱，中土振蘇，諸痾自平矣。此類方治大意，被後世吳鞠通窺破撿出，立方名曰「益胃」，蓋亦千古獨具只眼焉。《溫病條辨》中沙參麥冬、玉竹麥門冬湯皆其類方。

溫邪挾食，咽痛腹疼。

桑白皮　紫蘇梗　枳殼　廣橘紅　白通草　桔梗

益陰固精。

熟地　茨神　湘蓮　左牡蠣　穭豆皮　苦參

潘按　天士治遺精不止，嘗倡滑澀兼投之說，《臨證指南》稱：「精關已滑，澀劑不能取效，必用滑藥引導，同氣相求，古有諸法。」澀藥常用湘蓮、芡實、萸肉之類，滑藥涵義較廣，遠志、茨苓、砂仁等通利藥物及牛羊骨髓、豬脊髓等脂潤滑膩之味皆是，此亦前人所罕論及者。

左脈弦澀，心營暗耗，心陽不寧，寤多寐少，心悸怵惕，靜養為主。

淮小麥　柏子仁　丹參　酸棗仁　建蓮子

暫清上焦溫邪。

桑葉　玉竹　川貝　南參　花粉　茯神

左脈弦。

真武丸

脈微。

熟地　天冬　茯神　人參　霍斛　杞子

潘按　案語過簡，令後人難以意會。疑此書系葉氏門人仲升隨師門診抄錄，恆定數病家，故病種不廣，方藥近似，以前後診續而案語省略耳。

脈弱帶數，真元頗虧，內熱咳嗆。

熟地　天冬　檽豆衣　茯神　北參　霍石斛

潘按　《臨證指南》云：「久病以寢食爲要，不必汲汲論病。」故雖內熱而不投苦寒之味，咳嗆不予祛邪之治，惟培補真元，以安谷精生爲務，正氣既充，標病自去，蓋非持卓識者不能也。其用熟地於咳嗆，頗游刃有餘，略無顧慮，與今日用藥習慣相去殊遠焉。

氣逆呃忒，宜降肺胃。

茯苓　半夏　枇杷葉　橘白　枳殼　旋覆花

濕積脾困，便溏腹痛。

厚朴　陳皮　砂仁殼　茯苓　麥芽　陳神麯

沖氣上逆，宜攝下焦。

桂七味丸

兩尺空大，嗽逆，行動氣急，當攝下焦。

都氣丸

身痛形凜。

栝蔞桂枝湯

脈弦，脅痛繞脘，得飲食則緩，營氣困耳，治以辛甘。

桂枝　川椒　白蜜　煨薑

潘按　此天士所謂絡病也，治當辛味通絡爲主，桂、椒、薑用之甚切，蓋流通氣液而絡脈自利。痛因食緩，中氣虛也，益入甘味，以固砥柱。此力腴液潤美，靈思巧構，然學有所本，俱從宋人方書中悟得耳。

由頭痛致目昏脘悶，屬肝火怫鬱，陽明氣逆爲病。
疏肝散
瘧傷脾陽，脘悶少運，脈細，法宜溫理中焦。
焦朮　神麯　廣皮　茯苓　穀芽　煨薑
濕痰內阻，脘悶不爽，大便溏泄
益智　廣皮　廣木香　茯苓
心陽內燔。
導赤散加赤苓
色萎，脈弦數，營損之象，益以甘緩。
當歸　炙草　煨薑　茯苓　廣皮　南棗

潘按　似宜加入一味白芍，于色萎、脈弦、營損、甘緩俱有俾益，亦天士甘酸化陰之謂也。

瘧行後宜益正氣，戒酒爲要。
焦朮　廣皮　炙草　建蓮　茯苓　木瓜　米仁　穀芽
脈微，久泄、瘕聚。
四神丸
食物失宜，下利更甚。
益智　葫蘆巴　青皮　茯苓　炮老薑　蓽撥

34

潘按 前後兩案，疑是同病複診，因食不當而利下轉劇，故著重暖胃。

有年氣弱，食下少運，左脈弦勁，肝邪僭逆，將來恐有闢格之患。

煨薑　宣木瓜　人參　茯苓　半夏麯　陳皮

咳逆不得臥，短氣脈濇。

杏仁　粗桂枝　半夏　生白芍　茯苓　淡乾薑

炙草　五味子

潘按 治從小青龍湯出入，蓋飲邪也，必形寒咳嗽痰白，短氣不得臥，苔白膩，自當溫化，與陰虛勞嗽燥咳之症見朱羸喘嗽、痰黏無力咳出、舌紅少苔、藥用固攝補精者迥然有別。

積著于胃，脘中痹痛，高年宜和不宜攻。

薑渣　麥芽　茯苓　厚朴　延胡　半麴

痰厥頭痛。

半夏　吳萸　乾薑　茯苓，

食物失宜，冷著于中，胃痛復作，先宜理之。

半夏　茯苓　麥芽　煨薑　橘紅　蘇梗

溫邪作咳，脈弦數，恐咳傷陽絡失血。

桑葉　杏仁　花粉　川貝　生草　南參

食下拒納，必嘔出完穀方爽，味酸，二便不爽，此肝邪上逆，陽明不降使然。

人參　茯苓　乾薑　半夏　枳實　川連

潘按 此診仿傷寒痞證，用半夏瀉心意，思路甚佳。然既是肝邪上逆，陽明不降，人參似暫非所宜，拒納、味酸、便不暢，加入瓜蔞，仿小陷胸湯意當更貼切，不知高明以為然否？

此肺痺為嗽，音嘶，莫作損怯治。

補肺阿膠湯加桔梗

水液上泛，形浮嗽逆，無如不獨陽微，陰亦為之虧矣，用藥之難以圖功在斯。

茯苓桂枝五味甘草湯

潘按　飲邪既久，陽傷之極，必撥動根本，致元海精乏，舌質紅絳、紫晦，近時肺心病、呼吸衰竭者，既經感染，輒見此舌，正虛邪實，陰陽兩虧，拯救非易矣。

陽微飲逆，咳嗽嘔噁。

真武湯

溫邪發熱，咳嗽咽痛。

玉竹　白沙參　桑葉　南花粉　梨汁

潘按　溫邪而用玉竹，晉時已開其端，陳延之《小品方》葳蕤湯療冬溫發熱，頭痛咽乾，心痞胸痛諸症，藥用：葳蕤、石膏、白薇、麻黃、獨活、杏仁、芎藭、甘草、青木香。審其制方之意，即後世劉河間所謂辛涼解表法也。徐靈胎批《臨證指南》云「風溫用玉竹乃宋人之法，」不知《小品》乃其嚆矢，然彼時《外臺》已難得，諒更未能深究《小品》耳。

肺氣不宣，陽明少降，胸悶時作時止，所謂上焦如霧耳。

杏仁肉　米仁　廣橘紅　白豆蔻　茯苓　枇杷葉

潘按　理應加瓜蔞。

產後營虛寒侵，身痛形凜。

當歸桂枝湯去芍加茯苓

肝陰有虧，厥陽內熾。

鱉甲　丹皮　生地黃　白芍　青皮　穭豆皮

噎格難治。

半夏　茯苓　生薑汁

食滯，下利腹痛。

厚朴　穀芽　煨薑　陳皮　半麴　枳實

肝風痙厥，今色萎脈軟，氣漸餒矣，宜甘緩益之，不必見病治病。

人參　牡蠣　淮小麥　茯神　龍骨　真飛金

潘按　此即《臨證指南》所謂「甘味熄風」法，然有甘溫、甘涼、酸甘、辛甘等種種不同，用甘者，圖本耳，蓋內風之起，總由陰陽偏損故也。

溫邪咳嗽，頭脹鼻塞。

薄荷　象貝　桑白皮　桔梗　杏仁　生甘草

脈數，失血咳嗽。

熟地　北五味　茯神　芡實　湘蓮　甜北沙　山藥

牡蠣　天冬　人乳粉　阿膠　麥冬

脈濇，左肢麻，脅痛不能左眠，大便溏泄，此腎真空虛，木少涵養，厥陽沖擾，陽明失闔使然，無如乏力用參，惟攝少陰而已。

桂七味丸

下虛濕著，腿軟無力。

杜仲　虎脛骨　巴戟　木瓜　白蒺藜　草薢

鬱氣不宣，胸悶噫氣。

鬱金　枇杷葉　半麴　枳殼　廣橘紅　茯苓

潘按 此仿繆希雍調氣、降氣法。

兩尺空大，少陰空虛，食下少運噫氣，亦腎爲胃關之義。

菟絲餅　葫蘆巴　茯苓　砂仁末　益智仁　廣皮

潘按 胃疾治以溫腎，原于益火生土之義，蓋參許學士治法也，《本事方》：「治脾腎虛弱，全不進食，二神丸：破故紙、肉豆蔻。」許氏注云：「有人全不進食，服補脾藥皆不驗，予授此方，服之欣然能食。」葉氏本案亦師其意治。又不能進食，病因紛雜，凡食滯、濕阻、痰郁，外感六淫，內傷七情，以及虛勞精虧等皆可致之，需分別論治，非益火生土一途也。

咳嗽、音嘶，脈細，宜攝少陰。
貞元飲
病後葷酒太早，脾陽受戕，濕伏成洩，濕勝則濡洩是也。

茆术炭　砂仁殼　廣皮　厚朴　塊茯苓　大腹皮
豬苓　澤瀉
利止，腹痛未減，大便不爽。
大茯苓　山楂炭　青皮　淮麥芽　廣橘紅　桂心

潘按 前後兩案，疑是同一病者先後兩診。

陽明絡虛，風邪乘之，頭痛，顴頰偏右皆木，將來必致損目。
黃耆　菸潛术　茯苓　防風根　明天麻　炙草
寒熱、咳嗽，身痛。
栝蔞桂枝湯去芍加杏仁
陰弱，風溫作咳，瘀血。

38

玉竹　花粉　白沙參　茯神　川貝　甘蔗汁

動怒肝氣上逆，脘痛有形攻觸。

川楝　麥芽　茯苓　青皮　香附　橘紅

荼素營氣不長，咳嗽妨食，天癸漸斷，恐延乾血。

黃耆　炙草　茯神　歸身　大南棗肉

潘按　《臨證指南》有云：長齋有年，土薄氣餒。用藥只宜甘味，有情之物雖需，恐積習難移不能入口耳。

少陰空虛，沖氣上逆，臥則咳嗆，咽乾隱隱燥痛，少陰之脈循喉嚨，陰少上承，陽乃亢耳。

熟地　女貞子　金釵川斛　天冬　人中白　糯稻根鬚

陽傷挾邪，形凜發熱咳嗽，脈帶歇，恐喘急。

杏仁　粗桂枝　生薑　茯苓　炙甘草　大棗

脈微，按之數，咳嗽，食下便溏，此陰損及陽，殊不易復，須胃強能納，庶可撐持。

六君子湯去半夏加白芍

漏瘍血液下滲，氣弱形寒發熱。

貞元飲

潘按　此案全作陰虛治，用景岳法而于氣弱發熱一層略未顧及，又《臨證指南》載案：「沈□酒濕污血，皆脾腎柔膩主病，當與剛藥。黑地黃丸(蒼朮、乾薑、熟地、五味)「以朮、薑之燥，地黃之潤，溶于一爐，較此案更具靈思而尤切病情也。其實此證尚可益入補中益氣法，陰陽并顧，中下皆及，蓋氣爲血帥，益氣則養血，升清則止漏瘍，甘溫則除熱，東垣一法數美具焉，矧升、柴寒涼，唐宋方書歷來作清瘍與退熱用，于此案可謂絲絲入扣。

產後惡露不行，腹痛脘悶，法宜兩和氣血。

香附　丹皮　茺蔚子　延胡索　澤蘭　楂肉

穭豆皮　柏子仁

肺飲不得臥。

旋覆花　米仁　杏仁　白芥子　半夏　茯苓

氣弱神倦，妨食，耳鳴。

人參　當歸　炙甘草　煨薑　茯苓　半夏　生穀芽
大棗

脈弦。

茯苓　炙草　南棗　桂枝　廣皮　煨薑

潘按　以方推證，諒系木橫土衰所致神倦、妨食、形凜等見症，與甘藥扶持中氣，緩肝之急。以脈弦知致病之由，以甘味知中氣之困憊也。案語過簡，勞人思慮，然從中揣測葉氏用藥意趣，亦晴窗一樂也。

嗽減，自汗口乾。

玉竹　茯苓　南參　骨皮

白糯米泡湯代水

陽困失曠，胸悶腰痛。

苓薑术桂湯

絡傷失血，脈弦而虛，恐其難耐夏熱。

熟地　牛膝　花蕊石　大淡菜　茯苓　藕節
穭豆皮　川斛

陰寒下著，腹痛形寒。

吳萸　桂枝　茯苓片　泡淡生乾薑

久嗽音嘶，失血。

糯稻根須　玄參　雞子白　金釵川斛　川貝　南沙參
溫邪上鬱，咳嗽頭重。

40

杏仁　米仁　橘紅　白旋覆花　蔞霜　桑皮

噎格脈弦，胃氣空也，乏力用參，如之何圖功。

半夏　煨薑　旋覆花　茯苓　南棗　代赭石

潘按　噎格證胃液必涸，降氣之外，潤澤之味宜酌加，如韭汁、牛乳、杵頭糠之類。

左尺空虛。

菟絲餅　葫蘆巴　茯苓　巴戟天　砂仁末　橘紅

陽失流行，胸背痹痛。

桂枝　茯苓　薑汁　白蜜

精濁日久，咽乾脈細。

滋腎丸

此傷于腎精不能封蟄，肝陽化風不寧，由沖氣上逆，沖突無制，心悸身若溶溶無定，是病靜養葆真，調理經年乃復。

熟地　人參　茯苓　龍骨　牡蠣　飛金

飲阻陽鬱，形凜背痛。

杏仁　茯苓　炙草　桂枝　米仁　生薑

陽困不宣，脘脹少運，二便不爽，法宜溫理中陽。

厚朴　橘白　生乾薑　半夏　茯苓　大枳實

潘按　此從調胃承氣、二陳化裁，未用川軍，似宜酌加桂、蔞，似更切實。

陰弱氣怯，頭暈肢冷，食下少運，甘溫益之。

菟絲餅　茯苓　甘草　穀芽　半夏麴　當歸　廣皮
煨薑

41

腸紅日久，年已六旬，不獨營傷，氣亦耗矣。是以食下少運，神倦形萎，日就其衰耳。大凡益營護陽，古法當以甘溫主議養營法最合，當遵之。

養榮膏

風濕相搏，形浮咳嗽。

杏仁　米仁　木防己　桂枝　茯苓　生薑皮

脈細而澀，脘痛食下拒納，乃血格之候，疵重。

枇杷葉　蘇子　桃仁　鬱金汁　橘紅　茯苓

潘按　此證乃瘀血阻絡，猶步武繆希雍調治氣血法，方藥殊輕靈，殆輕可去實耶？按《臨證指南》用藥法則，延胡、川楝、蒲黃、五靈脂、歸鬚、韭白汁、蘇木、琥珀，乃至蜣螂、蟅蟲，皆可審證選用，以逐瘀開結，收通則不痛之效。

陰虧陽亢，失牙血宣。

熟地　龜板　淡菜　女貞子　天冬　川斛　茯神
旱蓮草

程批　當作失血牙宣。

潘按　牙根宣露、齒隙流血，多因腎陰虧損，胃火沖逆引起，急性突發者，清胃為主，慢性屢發者，玉女煎之類治之。此案殆病勢已緩，故以滋腎為治，以圖其本。

風溫阻于上焦，頭脹咳嗽，身痛。

杏仁　蘇梗　象貝　桔梗　連翹　花粉　桑皮　通草

少陰不納，沖氣咳嗽咽乾。

都氣丸

不饑脘悶，漾漾欲吐，原屬少陰空虛，刻下宜和中

焦。

　　穀芽　半麴　川斛　茯苓　木瓜　廣皮

　　少陰陽虛，飲逆喘急，不得臥，脈微，法宜溫納。

　　桂苓五味甘草湯加胡桃肉

　　肝陽上冒，齒痛腮腫。

　　生地　丹皮　人中白　川斛　黃柏　赤茯苓

潘按　本方甘苦鹹合化，甘以滋液，苦以瀉肝，鹹以降火散瘀。天士又慣用酸苦鹹合化以治齒痛，如《古今醫案按》載：「余鄉有患齒痛數年諸藥不效者，葉天士先生用山萸肉、北五味、女貞子、旱蓮草各三錢，淮牛膝、青鹽各一錢而全癒，此取酸鹽下降，引腎經之火歸宿腎經。」蓋側重于酸味柔熄肝火，尤宜老人陰虧、相火上浮者，較之本案治法又深入一層。

　　脾陽困頓，飧泄腹痛。

　　丁香　蓽撥　白茯苓　炮薑　廣皮　益智仁

　　久嗽，失音咽痛，火升足冷，屬少陰不濟耳。

　　熟地　萸肉　北五味　丹皮　山藥　茯苓　苦黃柏

　　知母　桂心　澤瀉　青鹽　牛膝

潘按　本案于知柏地黃法之外，又益入肉桂，以腎陰不足，虛陽浮越，略佐溫藥引火歸源，蓋据其窠宅而招之義也。

　　陽升不納，項腫足冷，法宜溫納。

　　桂七味丸

　　努力絡傷，失血脅痛。

　　生地　茜草　杜牛膝　茯苓　丹皮　穭豆皮

潘按　主治在失血，脅痛顧及較少，如無失血，則以通絡方法治之耳，常用仲景旋覆花湯及河間金鈴子散。

邪退陰虧，小溲不利。

六味去萸加稽豆皮

氣血不調，心悸脘悶，法宜溫之。

當歸　白芍　焦朮　炙草　棗仁　茯神　陳皮　柏仁

潘按　所謂溫之，非言溫熱剛燥之品，乃謂甘溫柔潤之味，即勞者溫之義。

久嗽食減。

北沙參　麥冬　扁豆　茯神　霍斛

潘按　此方專養胃陰，俾土旺生金，于咳嗽則無一味兼顧，所謂見咳休治咳，見痰休治痰也。此種治法，歷來所無而別開生面，蓋辟治嗽之另一蹊徑者也。

勞傷陽氣，食減腹膨。

生菸朮　茯苓　廣皮　半夏　厚朴　煨薑

心悸，食不甘味，舌苔頗濁，宜和陽明。

北沙參　麥冬　茯神　扁豆　霍石斛

潘按　「舌苔頗濁」四字甚難理解，如苔見濁膩厚布，則宜蠲化濕濁，用辛芳淡滲之品，決無甘寒滋潤之理。殆久病之後，胃陰消涸，土氣疲憊，不能運化水穀，舌上稍見濁苔，此時無暇理濁，亟以育養胃陰，令得穀再商其它也。

脈濇火升，食下貊有不適，即漾漾欲嘔，究屬下焦空虛，氣沖無制使然，法宜填攝。

六味丸加湘蓮　川斛　芡實　牡蠣

陰虧陽浮，則屬嗽血，如見咳嗽，投以清潤肺藥，恐中戕病劇。

熟地　北五味　海參　天冬　阿膠　北沙參、湘蓮
茯神　河車　霍山斛　山藥　芡實

潘按　「清潤肺藥」言寒涼宣泄之品，清邪未效，先傷中氣。此方
以養陰補精為主，佐以甘寒之味，蓋精血不足為本，嗽血為標也，
亦伏其所主，先其所因之謂。又《臨證指南》有相類治案：「……今
肉膅消爍殆盡，下焦易冷，髓空極矣，何暇以痰嗽為理，議滑澀之
補，味鹹入腎可也。牛骨髓、羊骨髓、豬骨髓、麋角膠用建蓮肉、
山藥、芡實同搗丸。」較本案更直率更深入一層，非學驗俱豐、獨
持卓識者不能也。

　　溫邪作咳。
　　桑葉　川貝母　南沙參　杏仁　南花粉　大甘草
　　濕阻氣痹，脘悶不爽，身痛。
　　杏仁　半夏　茯苓　桂枝　乾薑　木防己
　　下利日久，腰痛氣墜。
　　鹿茸　菟絲餅　葫蘆巴　人參　補骨脂　雲茯苓

潘按　人參、鹿茸同用，葉氏稱為升舉督陽，《臨證指南》頗載其
驗。其法周慎齋先用，以參、茸、芷、味、薑治脾虛水泛之泄瀉，
乃溫腎升胃法也，天士尤闡揚之，遂為名法垂世，凡下元不足而陽
氣墜陷者，甚為切合，其實均本諸東垣升陽益胃遺意也。

　　此懸飲也，邪戀日久，雖屬絡病，正氣暗傷，是以
汩汩有聲，究非全是頑痰竊踞，李士材謂屢攻屢補，以
平為期，當遵之。
　　生牡蠣　白蒺藜　桂心　甘遂　薑黃　麥芽
　　湯法丸

潘按　仲景曰：「飲後水流在脅下，咳唾引痛，謂之懸飲。」主以

十棗湯蠲飲破癖。久嗽而引胸脅痛，天士亦稱為絡病，因正氣已傷，不可攻滌，故予消飲斡旋之。牡蠣軟堅化痰消飲，藉為主藥，王好古云：以柴胡引之，去脅下硬。可知以之治痰滯而脅痛者為尤宜，惟天士素不喜用柴胡，故本案亦未以為引耳。

　　溫邪鬱而不洩，頭痛，咳嗽，脘悶。

　　杏仁　花粉　桂枝　炙草　生薑　大棗

　　雖屬瘀血，上吐下瀉，而中焦氣亦為之暗傷，色萎脈澀，耳鳴神倦，行動氣逆，當治以甘溫益虛，不宜謂其瘀而攻之。

　　熟地　當歸　茯苓　炙草　遠志　棗仁　柏仁

　　建蓮

潘按　大凡瘀血證，自古主以化瘀，仲景大黃䗪蟲丸柔潤濡甘，諸蟲動瘀，垂為千古圭臬，天士師其意而又變化焉，倡名絡病，治以通絡，藥用辛潤，蓋亦仲景旋覆花湯及䗪蟲丸遺緒也。本案亦瘀血證，然中土已損，吐泄并作，故不取通絡，以和中為先，若云和中則尤以止吐泄為先務，此常理也，不意天士竟以熟地為君，殊令人費解。蓋以為熟地無礙吐泄而能厚胃腸，否則斷無此治，亦治病之一奇法也。其術本遠紹唐宋，又擷采介賓妙諦，《景岳全書》有熟地厚土之說，如嘔吐一證，張氏強調「虛在陰分，水化為痰。」主張以金水六君、理陰煎治之，皆以熟地為主藥，與天士本案治療如出一轍，可知葉氏之學俱淵源有自而又加親驗也。又羅浩《醫經余論》亦稱熟地為「培土之藥」，魏玉璜治吐逆、泄瀉更多恃熟地為君，《續名醫類案》中極力稱道之。惟晚近以來，熟地厚土之說埋墜不聞，脾胃病者遠之若鴆毒，間或用之，則譏為奇談怪論、標新立異矣，即使依傍葉氏門戶者，亦只以四君、六君輩應付一切脾胃病，格套既成，罔陋自窒，令黃鐘毀棄，古法蕩然，讀案至止，寧不汗顏而愧對先師耶？

虛風內熾，收之、攝之、鎮之。

熟地　萸肉　茯神　人參　龍骨　牡蠣　飛金

棗仁

溫邪伏于肺衛。

桑葉　川貝　南參　花粉　杏仁　橘紅

陽微，陰濁上干，脘悶氣沖至咽，大便溏泄，議用真

武法。

真武湯

氣阻脘痹。

枳殼　茯苓　厚朴　半夏　橘白　杏仁

潘按　此案當苔白不燥，或黃白相兼，脘中痞脹、痠痛，治療宜從開
泄，忌苦寒，所謂苦寒休投開泄安，輕苦微辛，俱流動之品可耳。

溫邪怫鬱，咳嗽、形凜、發熱。

桔蔞桂枝湯去芍加杏仁

潘按　溫邪并非絕不用桂枝，吳瑭沿承其後，于桂枝法闡述良多，治
溫用桂枝分量極大，誠個中之戞戞獨造者，醫界或以爲葉、吳治溫止
于寒涼，是以偏概全，不及其餘耳。

肝氣怫鬱，脅痛繞及胸背。木鬱達之。

鉤藤　桑葉　黑鬱金　橘紅　茯苓　土蔞皮

潘按　不用柴胡，意未能愜。天士素有「柴胡劫肝陰，葛根竭胃汁
(《臨證指南‧幼科》)」之說，不知所據何出？柴胡清邪，葛根生津，
自古歷驗而未見其詭也，唐宋醫方合柴、葛者計以數百，曾略無覺察
其有劫陰之弊耶？徐靈胎曰：此老終身與柴胡爲仇，何也？

邪伏少陽爲瘧，頭脹、口苦、渴飲。

小柴胡湯去參

潘按 天士亦非絕不用柴胡，傷寒少陽證、婦科調經間投小柴胡湯、逍遙散，與竊附天士門牆、標榜終身不用柴胡者有間。

下焦空虛，厥氣上逆，喘急短氣。
桂都氣丸
脈澀，少腹癥瘕，不時攻逆作痛，心中嘈雜，癥瘕痺在血分，宜攻宜洩，第營血頻虛，只宜養之和之。
旋覆花湯加桃仁　柏子仁　稽豆皮
形浮，嗽逆瘀血，宜降肺胃。
旋覆花　蘇子　半夏　枇杷葉　米仁　茯苓
脈弦飲也，飲阻則陽鬱，是以背痛形凜，宜以溫藥和之。
杏仁　桂枝　白芍　乾薑　茯苓　半夏　炙草
北五味
脘痛得熱飲則止，胃陽困耳。
高良薑延胡索紅棗皮煎湯丸

潘按 丸藥極有效驗，但不可囫圇吞下，蓋胃氣本虛，生藥難化，愈加重胃脘負擔耳，宜研細，開水調和後服。

血止身痛，左脈尚弦。
細生地　藕　牛膝　稽豆皮　茯神　川斛
食物失宜，脘悶便溏，發熱。
枳殼　半麴　桑皮　黃芩　桔梗　橘紅
嘔噁，拒納、口苦。
旋覆花代赭湯

肝邪擾中，陽明不宣，妨食䐜脹，苦辛泄降爲主。

香附　川芎　半麯　橘紅　黑梔　白芍　茯苓　麥芽

痺脹陡然吐血，血後脹亦不減，此肝沖逆陽明胃府受困，乃虛之實候也，難治。

青皮　香附　雞脏皮　茯苓　大麥芽　香櫞皮

潘按　單腹脹而驟然吐血，危殆之極，或肝風起，神明無主，抽搐兼至，或氣隨血脫，陰陽離決之變逼在目前，病情已入膏肓，實無能力矣。

左脅癖積，大便艱澀，胃絡痺耳。

半夏　生薑渣　枳實　杏仁　瓜蔞實　大麥芽

三陰交虛，法宜填攝。

熟地　北五味　川石斛　杜仲　茯神　線魚膠
菟絲子　芡實　山藥　金櫻子　湘蓮實　沙苑

食下氣噎胸痛，脈澀，此血阻氣痺，乃高年噎格之漸，未易調理。

蘇子　枇杷葉　土瓜蔞皮　桃仁　廣橘紅　降香濃汁

潘按　悉本繆希雍法爲治。

濕飲內阻，㿗得不咳。

杏仁　大半夏　粗桂枝　米仁　塊茯苓　木防己

脅痛繼而失血，仍屬絡瘀，但氣逆欲喘，背惡寒，心中熱，診脈左弦，究屬少陰不藏，肝陽擾絡使然，切勿攻瘀重虛其虛爲要，嗜如酒漿，尤宜禁忌。

程批　嗜如酒漿之如，或是好字。

熟地　大淡菜　牛膝　茯神　穭豆皮　桃仁

努力絡瘀，氣痹發黃，日久有失血之累。

丹皮　香附　大麥芽　黑梔　茯苓　淡竹葉

潘按　絡瘀發黃，必有久痛病史，故黃疸一證，遠非見黃即投茵陳、山梔等清熱化濕藥，久痛絡瘀發黃者，須行血理氣、化瘀宣痹爲治，蓋癥瘕盡則營衛昌也，攻逐即所以去黃。惟本案雖絡瘀致黃，兼有失血之累，故先予疏理清泄方斡旋之，恐恣意攻擊增血湧之虞，用心良苦，頗耐人尋味也。

嗽不減，左脈弦。

玉竹　川貝　南沙參　地骨皮　生草　白糯米泡

湯代水

脘爽便洩，宜和中焦。

半麴　木瓜　穀芽　茯苓　廣皮　香附

嗆而欲嘔，口乾。

北參　扁豆　麥芽　茯神　霍山石斛

經漏日久，猶然腹膨氣激，塊下氣腥，此血去過多，厥陽無制耳。

黃牛角鰓　真陳墨　人參　白薇　烏鰂魚骨

血餘膠　艾炭　川斷　椿根白皮　陳棕炭　阿膠

薑炭

程批　血餘人髮也，當灸灰用之，此寫膠非誤筆也，方書中有制血餘膠之法，須用壯年人髮爲之，女用男髮，男用女髮，惟肆中不備，須自製耳。

陡然嘔吐，繼作頭旋，身若溶溶如坐水中，是下焦空虛，入春氣泄，厥陽直冒，不克交入陰中，乃虛候也，第病已一月，猶然脘悶不

50

飢，食不甘味，陽明胃氣受肝戕賊，困頓不能升降致此，且兩和之。

　　旋覆花　代赭石　人參　白茯苓　廣橘白　半夏
　　脈弦動。
　　石斛　左牡蠣　熟地　大茯神　穭豆皮　丹皮
　　濕積，溫中不應，據述腿浮行動氣逆，少陰之陽式微
　　陰濕亦爲僭逆矣，即脾陽亦頓命門眞火燠之。

程批　「頓」當是「賴」之誤。

　　眞武湯
　　寒起四末，舌白脘悶，溫其脾陽。
　　草果仁　製附子　生薑　白茯苓　烏梅肉　廣皮
　　腰痛如折，腎將憊矣。

　　枸杞子　肉蓯蓉　附子　生杜仲　穿山甲　鹿茸

潘按　補腎兼通絡，故用山甲。天士嘗云：「考仲景于勞傷血痺諸法，其通絡方法，每取蟲蟻迅速飛走諸靈，俾飛者升，走者降，血無凝著，氣可宣通，與攻積除堅、徒入臟腑者有間(《臨證指南》)。」蓋言血瘀膠固，痺結于血絡深遠之所，尋常辛潤通絡已無能爲力，須取蟲蟻類藥，如蜣螂、蜂房、山甲、䗪蟲、全蠍等以搜剔絡邪，鬆透病根，臨床沿用迄今，稱爲蟲蟻搜剔，乃治病一大法門，昔章次公先生尤嫻精之，堪稱獨擅勝場，亦天士之不朽功臣也。

　　高年二氣交衰，水泛嗽逆，腹膨腿浮。
　　眞武湯
　　陽升乎宣，宜攝少陰。
　　大補陰湯加人中白
　　精濁咽乾，攝陰爲主。
　　熟地　女貞子　湘蓮　茯神　金櫻子　芡實　苦參

潘按 據《本經》載，苦參除清熱毒作用外，尚治「溺有余瀝」，可通利血脈，兼能「補中，明目」。本案諒即爲精濁餘瀝而投，可知天士學驗皆有來歷，由讀書得也。

> 目澀、耳鳴、精濁，皆屬肝腎虛。
> 熟地　枸杞子　女貞　蕤蕤仁　磁石　北五味
> 川斛　巨勝子

潘按 巨勝子即胡麻，亦名脂麻，益肝腎，濡潤五臟。陶隱居云：八谷之中，唯此爲良。

> 濕阻化熱，咳嗽渴飲。
> 蘆根　白通草　淅苓　杏仁　桑白皮　米仁
> 濕邪戀于上焦。
> 薄荷　生甘草　連翹　象貝　桔梗白　杏仁

程批 「濕」疑是「溫」之誤。

> 風溫襲于上焦，發熱頤腫。
> 薄荷　牛蒡子　馬勃　桔梗　鮮蘆根　連翹

潘按 此方由普濟消毒飲變化而來，輕靈簡潔，力則不逮耳。

> 陽傷飲逆，喘急形浮。
> 真武湯

潘按 《傷寒論》：「太陽病發汗，汗出不解，其人仍發熱，心下悸，頭眩，身瞤動振振欲擗地者，真武湯主之。」蓋言太陽病發汗過多，邪未解而少陰水氣乘之，故以真武法鎮水力治，此仲景本意也，天士以水邪爲祟移作痰飲病治，義理殊當，未悖仲景原旨。夫久飲而致呼吸困難、下肢浮腫、小便不利者，現代醫學診斷爲慢性肺源性心臟病，合并右心衰竭，其治療以抗菌消炎、利尿爲主，間亦謹慎與洋地

黃類制劑，而細審之眞武湯(茯苓、白朮、白芍、附子、生薑)諸藥，亦具抗菌、利尿、強心之功效，如茯苓、白朮能利尿排鈉，增強機體免疫功能；白芍于多種細菌有抑制作用，其中包括呼吸道常見之致病細菌溶血性鏈球菌及肺炎球菌；附子具明顯之強心功能；生薑可興奮呼吸中樞。由是觀之，天士持此方治喘急形浮之肺心病，既承長沙緒餘，又符合現代醫學之機理，宜其有效也。其後丁澤周先生臨床應用尤具匠心，如《丁甘仁醫案》所載孫、屈、俞諸案，皆以本方合青龍、腎氣、五苓、五皮、苓桂朮甘等隨機化裁，而力挽狂瀾，俾仲景眞傳延綿勿替，造福蒸民而燦然當世，第其中天士承先啓後之功不可泯焉。

中脘痛痹，不時有形攻逆，且頻頻遺洩，此營虛氣結絡痹，法宜益虛和之。

當歸　桂心　炙草　茯苓　白芍　新會

久瘧傷陰，陽偏絡鬆，咳逆痰血，法宜益陰。

熟地　茯神　眞阿膠　川斛　淡菜　穭豆皮

潘按　咳逆用阿膠，古法不避，如《聖濟》：「治傷寒咳嗽，五味子飲方：五味子、麻黃、阿膠、陳皮、炙甘草、杏仁。」又錢氏補肺阿膠散、喻氏清燥救肺湯雖陰虛，燥邪爲患，然總有咳逆痰滯見症，并不忌阿膠也，今日臨床則每每遠之，畏之如虎狼，古今用藥積習剖別，惟好學深思之士借鑒之。

形豐脈小，的是陽氣外越，陰濕下著，腿浮痠痛，在法自宜溫陽泄濕，無如陽氣外越，溫藥素所不宜，諒未能下達耳。

白朮　附子　雲白茯苓　川草薢　米仁　牛膝
金毛狗脊　晚蠶砂

溫邪作咳，誤以辛溫表散，音失咽瘡。

補肺阿膠湯

虛風漸熄。

熟地　萸肉　棗仁　龍骨　人參　茯苓　飛金　牡蠣

潘按　此甘味熄風法爲主，佐以酸味斂陰，重藥鎮攝，想是陰虛陽浮，肝風動越之證。

咳嗽盜汗，責之陰弱氣浮，溫邪乘虛襲之。

玉竹　南沙參　霍石斛　茯神　川貝母　地骨皮

夢洩盜汗，左脈弦數，臟真內虧，陽浮不潛。

熟地　左牡蠣　真龍骨　白茯神　人參　湘蓮子

桑螵蛸　北五味

胃虛木乘，氣逆吞酸，頭旋腰痛。

北參　左牡蠣　川石斛　茯神　淮小麥　穭豆衣

潘按　前賢程門雪先生善用淮小麥，醫稱「程小麥」，嚴蒼山嗜好北沙參，謔呼「嚴北沙」，學術淵源皆來自吳門葉天士也。

吞酸、脘脹。

人參　制半夏　吳茱萸　枳實　茯苓　淡乾薑

廣橘皮　川連

兩尺空大，少陰自虛，陰虛則生內熱。

生地　穭豆衣　人中白　玄武板　茯神　川石斛

女貞子　旱蓮草

潘按　陰虛概念非止一端，如《素問‧調經論》：「陰虛生內熱奈何？岐伯曰：有所勞倦，形氣衰少，谷氣不盛，上焦不行，下脘不通，胃氣熱，熱氣熏胸中，故內熱。」此指氣虛發熱，由勞倦傷中，脾土困憊，清陽不升，蘊積生熱而致熱熾，即李杲所謂內傷熱中證。又如《靈樞‧本神》：「五臟主藏精者也，不可傷，傷則失守而陰虛，陰虛則無氣。」此言五臟陰精虧損。又《素問‧評熱病》：「陰

虛者，陽必湊之。」蓋言陰虛不足，水火失濟而致虛熱內生。臨床常稱之陰虛內熱證實指《素問・評熱病》所言，而《內經》所稱「陰虛生內熱」，其病機乃屬李杲所闡發之氣虛發熱，《靈樞・本神》則但言精虧，未涉及內熱一層。諸多名實之辨，似不可混同也。

　　陰虧絡痹。

　　熟地　穭豆衣　桃核仁　茯神　川石斛　山楂炭

　　陰不上承，咽痛音喝，柔金燥矣，金燥則陰何由而生？謂其延成肺痿，理固然也。

　　生地　雞子白　人中白　玄參　南沙參　元稻根鬚

潘按　音「喝」疑音「啞」之誤。

　　復脹包萎，脈弦氣急，非胃府病，乃下焦陽衰也，與前脹滿迥異。

　　少陰附子湯

潘按　「復脹」言前脹本差今又發病。

　　腹痛溺赤，大便不爽。

　　香附　青皮　麥芽　黑梔　赤苓　楂肉

　　此木火挾痰上冒，清陽被其蒙昧，頭旋嘔惡，莫作虛陽治。

　　竹茹　半夏　橘紅　枳實　茯苓　川連

潘按　必脘痞苔膩，乃濕濁用事積久化火之證，用黃連溫膽法。「莫作虛陽治」指陰虛肝木鴟張之滋水平肝法。

　　肺氣窒痹，胸悶咳嗽，不忍穀食。

程批　「室」乃「窒」之誤筆，「忍」乃「思」之誤筆。

旋覆花　橘紅　杏仁　冬瓜子　蘇子　薏米

久嗽用肺藥不應，脈數，金水同治。

熟地　生地　北沙參　天冬　麥冬

潘按　此人參固本法。亦即「集靈方」意，少杞子、牛膝兩味。「集靈方」首載諸《先醒齋醫學廣筆記》，曰其方「出內府，補心腎，益氣血，延年益壽。」繆希雍治病常祖其方，後世魏之琇尤依托「集靈」，變化而治諸病，輒奇中，乃醫學之獨具標格者。其後王孟英亦竭力推崇之，《溫熱經緯》曰：「先大父云：此方始見于《廣筆記》，云出內府，又載于《治法匯》而無牛膝......凡少年但覺氣弱倦怠，津液少，虛火上炎，急宜服之......余謂峻滋肝腎之陰，無出此方之右者。」奈近時罕識其方妙諦，深可惋惜焉。

陰不固攝，夢洩腸紅。

熟地　炙甘草　北五味子　芡實　茯神　淮山藥

黑殼建蓮　白芍

勞傷挾邪，發熱形凜。

杏仁桂枝湯

脈長、鼻衄，陽升使然。

大補陰湯加人中白

脈動搏且長，相火偏熾，陰分失固，咳嗆痰血，最易成損，全在自知病因，勿妄慾念，恐心動精搖耳。

補陰湯加二至　丹皮　川斛

潘按　兩案論治，俱矜武朱丹溪，《格致余論》曰：心君火也，為物所感則易動，心動則相火亦動，動則精自走，相火翕然而起，雖不交會，亦暗流而疏泄矣。所以聖賢只是教人收心、養心，其旨深矣。」

肝痹氣結，營虧、腸紅，食減、身痛。

當歸　白芍　茯苓　柴胡　焦术　陳皮　炙草

悲哀太過，心脾交傷，奇經遽爾失護，帶下赤白，心悸少寐。

鹿角霜　建蓮　血餘膠　白茯苓　白薇　桑椹子

兩尺微細，腿腫，春夏氣洩，濕蒸腫感，乃地氣上升耳，通陽一定至理。

白术　茯苓　薏苡仁　牡蠣　附子　革蘚

木防己　澤瀉

潘按　「蘚」係蘚誤。

夢洩，溺數。

豬肚丸

潘按　嚴用和《濟生方》載豬肚丸治消渴，以豬肚、黃連、小麥、花粉、茯苓、麥冬五味爲方。然豬肚入藥，亦肯唐遺風，《千金》有載。又《臨證指南》附載劉松石豬肚丸方：白术、苦參、牡蠣、豬肚。本案夢洩溺數，殆依劉方。劉天和字養和，號松石，明醫家，湖廣麻城人，正德三年進士，官至兵部尚書。生平宦游留心采集醫方，曾編撰《保壽堂經驗方》。

溫邪侵于上焦，咳嗽舌乾。

桑葉　川貝　桔梗　花粉　杏仁　連翹

風溫發熱。

薄荷　花粉　杏仁　枳殼　桔梗　連翹

濕蒸氣洩汗多。

菸术　半夏　煨薑　茯苓　廣皮　木瓜

脾陽不振，食少神倦

焦术　陳皮　穀芽　歸身　茯苓　半麴　炙草

白芍

潘按 如東垣則必用補中益氣法，天士頗惡升、柴，不用。惟既中虛神倦，葉氏每首選人參，本案未之見，殆兼濕滯故耶？

濕阻陽鬱。
桂枝　杏仁　薏苡仁　茯苓　厚朴　木防己
肝積攻逆，脘痛肢冷。
吳萸　桂枝　小青皮　茯苓　麥芽　川楝子
飲邪咳嗽。
半夏　橘紅　旋覆花　茯苓　米仁　枇杷葉

潘按 飲邪咳嗽必不用熟地等養陰藥，見嗽即用貞元、金水六君等，亦是誤解此老大意也。

夢洩，脈虛尺微。
茯苓　遠志　線魚膠　沙苑　湘蓮　熟地炭
濕積，下利腹痛。
茆朮　廣皮　益智仁　茯苓　厚朴　廣木香
脘痛脈弦。
吳萸　桂枝　延胡索　茯苓　白芍　川楝子
有年陽衰飲干，咳嗽、形凜。
杏仁桂枝湯去芍加茯苓
肝陰素虧，動怒陽升血發。
生地　茯神　穭豆皮　鮮藕　北參　霍石斛

潘按 宋人治此症常用羚羊角及地黃汁、生藕汁、生麥門冬汁、生薑汁等，天士用藥輒循古人規範而又變化而自出機杼也。

血乏，不饑，喜飲熱湯，小腹冷，且益胃陽，佐以調

營。

　　當歸　穀芽　炙甘草　茯苓　新會　半夏麴

血菀氣痺，寒熱日加，產後致此，當慎加調理。

　　當歸　白芍　茯苓　橘紅　丹皮　青皮　半麴　麥芽

治瘵之標，宜理中焦。

　　枳半橘朮丸

兩尺空大，寐則汗泄，食下少運。

　　八味丸

右脈尚弦。

　　玉竹　扁豆皮　霍山石斛　茯苓　川貝

　　白糯米泡湯代水

脈弦，頭旋、惡心。

　　人參　厚枳實　川黃連　橘紅　茯苓　半夏

　　吳茱萸　石決明　竹瀝　薑汁法丸

潘按　靈思周匝，極具效驗，蓋法本仲景，斟酌唐宋間，標格自具，
令人不能望其項背焉。

　　脘不能食，卒大便溏洩，且治少陽。

　　金匱腎氣丸

胃逆不降，食下嘔噁。

　　吳萸　茯苓　半夏　川連　枳實　乾薑

下焦不納，沖氣咳逆。

　　茯苓桂枝五味甘草湯加胡桃肉

時病後不饑妨食，舌微黃，宜和胃氣，以洩餘邪

　　大麥仁　半夏麴　大豆黃捲　金石斛　白茯苓

　　廣橘皮白

腿軟頭眩，脈細。

大熟地　製附子　肉蓯蓉　巴戟天　枸杞子

白茯苓　白牛膝　川石斛

潘按　此方平淡無奇，然大有來歷，乃唐宋時習用之補養方，如《千金》治男子五勞六絕有內補散：熟地、巴戟、甘草、麥冬、人參、蓯蓉、石斛、五味、桂心、茯苓、附子、菟絲、山萸、遠志、地參。《聖濟》略變化之，移作治腎氣虛厥，喑俳，稱地黃飲：熟地、巴戟、山萸、蓯蓉、附子、石斛、五味、桂、茯苓、麥冬、遠志、菖蒲。至金劉完素，在《宣明論方》中名之爲地黃飲子。專治中風後腎虛風痱症，藥與《聖濟》悉同，方名從此大顯，後世醫界遂以爲是劉完素之不朽功績，不知其方沿襲自宋人，而宋人則本諸唐方也。唐時此類方泛治腎虧，宋後始更弦爲中風後專用方，實則未可拘守也。天士此方即循宋前軌跡，治療腎虛，刪繁就簡，尤爲精當。

陽微少護，形寒惡風，肩膊痠，宜辛溫和之。

川桂枝木　生菸朮　泡淡生乾薑　茯苓

脈弦。

桂苓五味甘草湯

脈弦虛。

人參　益智　廣皮　茯苓　木瓜　半麴

右寸大。

玉竹　南參　川貝　茯苓　桑葉　生草

潘按　以方推症是風溫犯肺，嗽痰內熱。

左脈數，按之無序，陰虧陽動之象，日久恐有失血之累，但鼻血、咳嗆、項核、先宜清理上焦。

桑葉　南沙參　夏枯草　川貝　白花粉　生甘草

60

久嗽氣逆。

茯苓桂枝甘草大棗湯

潘按 此類方治甚多，簡明精要，稍嫌力薄，不知能得有效否？施之今日，未必能起沈痾矣，靈思可供啓迪，方藥殊難拘守。

血虛身痛。

當歸　浙菊花　霜桑葉　茯苓　巨勝子　柏子仁

氣阻脘痺不飲。

枳殻　炒麥芽　半夏麴　橘紅　老蘇梗　白茯苓

肝胃同治頗應，但脈數，耳鳴夢洩，當填補下焦。

磁石六味加湘蓮　芡實　遠志　龜板

左脈數，渴飲晡熱，臟憶失守，陽浮外泄，虛損致此，最不相宜，恐夏氣洩越陰越耗也。

熟地　真阿膠　玄武板　天冬　雞子黃　女貞子

潘按 天士常變化仲景黃連阿膠湯治陰虛陽旺之証，所謂陽有餘以苦治之、陰不足以甘補之是也，然虛多邪少者每去芩、連之苦寒，益入熟地、天冬、玄武板等滋陰之味，合成純甘壯水之劑，以聚斂真陰，內充根本，蓋亦景岳之餘緒也。

脈數無序，包姜，形瘦身熱，臟陰損矣，急急防維，勿忽視之。

人參固本湯

潘按 人參、天麥冬、生熟地，甘養真陰，明末清初，頗爲習用，加入杞子、牛膝即集靈膠，乃滋養固本之無上佳味也。

氣痺，脘悶、咳嗽。

杏仁　枇杷葉　化橘紅　枳殻　白桔梗　白茯苓

久嗽，左脈弦。

　生地　川貝母　麥門冬　霍斛　南沙參　真阿膠

潘按　此方養陰、化痰，並行不悖。張路玉治肺燥咳嗽，以麻黃合麥門冬湯，稱「藉麻黃以鼓舞參冬、生地之力……麻黃雖云主表，今在麥門冬湯中不過藉以開發肺氣，原非發汗之謂」。蓋深意寓焉。大凡久咳燥痰之証，腎元已損，攝納無權，而肺有膠痰盤據，無力咳出，此時縱峻補真元，痰阻氣道，呼吸仍然不暢，必排出痰液而後乃快，故地黃、麥冬等滋潤之品固必須用，化痰之川貝、竹瀝等亦不可缺，加入麻黃一味，既鼓舞地、冬之力，又宣達肺氣，促使排痰，洵為的當之治，此張路玉之出人意表處，較天士此治又勝一籌。

　勞力絡傷，延久失血。

　枇杷葉　冬瓜子　土蔞皮　杜蘇子　薏苡仁　旋覆花

　水濕外侵，陽鬱不宣，腹痛下利，疝恐轉重。

　吳萸　附子　丁香　茯苓　乾薑　廣皮

　溫侵嗽盛，清之是適，而脈微澀，形瘦食少，真元頻虧，年未及五，乃未老先衰之象。

　玉竹　桑葉　白沙參　川貝　霍斛　甘蔗汁

潘按　此養陰生津規範方藥，後吳瑭循天士學驗大意，立為沙參麥冬、益胃湯等名方。或謂此乃有清諸賢一大成就處，實則宋人嗜投甘寒，最擅用諸自然汁，如久嗽不已，用百部煎方：生百部汁、生地、生薑汁、百合汁、蜜；胃弱黃瘦納呆有薑蜜煎，生薑汁、生地黃汁、蜜；治時疾壯熱，頭痛鼻衄，有生地黃飲：生地黃汁、生藕汁、生薑汁、生蜜；治婦人血傷不止，有地黃益母湯方：生地黃、益母草汁，治中風口目喎戾，言語謇澀，有生地黃湯：生地黃汁、竹瀝、荊瀝。凡此等等，不勝枚舉，皆腴液潤澤，益體蠲痾，其方法之繁多，變化之靈動，應用之普遍，可謂從來未見，令清人不能望其項背也，然宋人方皆從《千金》、《外臺》諸生地黃煎變化敷衍而出，今書俱在，足

可徵信，此天士學驗之濫觴也。今論及宋代醫學止言好用金石及驅風類藥，不及其餘，置史實于不見，乃時人之失考焉。

食下格拒，痰涎泛溢，脈來歇，此陽氣不宣，痰濁上阻使然。

小半夏湯

陽微不振，瘧發不已。

菸术　茯苓　煨薑　附子　廣皮　益智

潘按　無一味除瘧藥，殆「無暇治病，存體為要」故耶？此是《未刻本葉案》一大特點，較《臨証指南》為尤顯。

陽明不降，寐則火升齒痛。

金斛　廣皮　半麯　茯苓　木瓜　米仁

左脈弦數。

熟地　湘蓮　玄武板　茯神　天冬　麥冬　川石斛

阿膠　女貞　北參　海參膠　珠菜

潘按　是陰虛陽浮、精血耗傷之証，諒症見尪羸色天，遺洩煩熱頭暈，或有失血，亦未可知。

陽微失護，形凜背痛。

桂枝　茯苓　生薑　附子　炙草　大棗

久嗽氣逆。

茯苓桂枝五味甘草湯

潘按　此仲景方，治氣沖胸咽，天士援引之，移作治痰飲氣逆，蓋亦發揮仲景妙締焉。

久嗽腹膨，宜理少陰。

六味湯加車前牛膝

潘按　屬燥痰症，故不套用濟生腎氣法，承其意而變其法，亦令人耳目一新。

身復發熱，咳嗽轉盛。

桑葉　川貝　杏仁　南參　橘紅　花粉

脈緩。

生菸术　附子　煨薑　桂枝木　灸草　南棗

溫邪怫鬱，發熱腮腫。

牛蒡子　杏仁　枳殼　連翹心　桔梗　薄荷

勞傷致身熱，陰耗甚矣，夏暑炎蒸可慮。

北沙參　熟地　阿膠　川石斛　麥冬　茯神

潘按　酷暑炎熏，今人不敢漫投膠、地，慮其胃口先倒，此已爲治病法程矣。《素問‧評熱病論》云：「人所以汗出者，皆生于穀，穀生于精。」王冰注稱：「言穀氣化爲精，精氣勝乃爲汗。」此乃順文曲解，顛倒其說，以致千古傳訛矣。按經旨本意，言汗生于穀，穀生于精，精氣充盛，則濡養溫煦脾胃，水穀乃旺，遂爲汗液之源，其義鑿然，未可竄更，業經王氏注說，反令本末倒置，原意湮墜。此案陰耗精傷甚矣，填養則可充旺精氣，穀生于精，胃氣亦賴以強耳，故雖溽暑而不避滋膩，蓋眞得經義眞傳者，非泛常論治可比耳。

脈弦勁，咳嗽，宜攝臟陰。

北沙參　阿膠　熟地　天門冬　麥冬　茯神

左脈弦。

茯苓　附子　牡蠣　乾薑　桂枝　白芍

脈小。

附都氣丸

膝痛如焰，下虛，濕熱襲于經隧使然。

金毛脊　杜仲　米仁　虎脛骨　黃柏　萆薢

64

腸紅尾痛，責在下虛。

　　鹿角霜　熟地　沙苑　生杜仲　巴戟　蓯蓉

　　少陰素虧，濕熱下注，溺為渾濁，議用鹹苦堅洩陰濕
法。

程批　「堅洩陰濕」有誤，當作「堅陰洩濕」為合。

　　左牡蠣、赤苓、黑豆皮、白苦參、遠志、粉草薢

　　左脈弦數，咽痛如梗。

　　細生地　射干　川貝母　南沙參　玄參　霜桑葉

　　形盛脈微，陰濁內盛，陽困不宣之象。食下膜脹，中
脘時作脹痛，陽以通為運，陽氣流行，陰濁不得上干矣，所
謂「離照當空，陰靈消散」是也。而久痛非寒，偏寸辛熱剛
愎又非所宜，惟和之而已。

　　外臺茯苓丸

潘按　外臺茯苓飲：茯苓、人參、白朮、枳實、橘皮、生薑。葉氏慣
用此方治飲，蓋固砥柱、助脾運、蠲化陰濁之大法也，惟其養正而能
去飲，化滯而復陽運，故天士謂之「和」。

　　心虛，笑不休，良由曲運神思，心營暗耗，心陽化風
內鼓，恐延心風病，以病論之，何必讀書。

　　人參　淮麥　建蓮　炙草　茯神　龍齒　棗仁　辰砂

潘按　此方由許學士珍珠丸化裁，彼治肝虛內風，此治心虛內風，厥、
少雖殊，益體損用則一也。

　　背為陽，四肢亦清陽司之，陽微則惡風、怯冷、肢痺
矣。

　　菸朮　桂枝　生薑　附子　炙草　大棗

65

腹痛便洩,暫和中焦。

穀芽　半麴　陳皮　茯苓　木瓜　煨薑

產後娘洩,數月不瘥,下焦沖任空虛,清陽下陷,奇經失護使然,法宜溫養。

人參　鹿茸　砂仁　肉豆蔻　巴戟　赤脂　莢肉

菟絲子　建蓮　骨脂　山藥　北五味

潘按　人參、鹿茸同用,所謂升舉督陽法,殆本諸周慎齋學驗。慎齋治一人常臍痛,痛則大便洩,此脾虛腎水上泛,以下犯上,寒在腎也,宜溫腎則水安不泛,升胃氣則土旺而痛不作,瀉從何來?用白芷七錢,北味、鹿茸、人參、炮薑各一兩,元米糊丸,白湯下。蓋亦從東垣法門而又變化之,由升胃轉移為溫腎,白芷主升,人參補土,鹿茸暖腎填精,似又較東垣深入一層。

脈細澀,帶下赤白。

鹿霜　蓮須　禹余糧　茯神塊　黃絲　白薇

生杜仲　椿根皮

潘按　禹余糧、赤石脂固澀極具效驗,蓋古時服散遺緒也。五石散(赤石脂、鐘乳、硫黃、白石英、紫石英)亦稱寒食散,《史記・扁鵲倉公列傳》:「齊王侍醫遂病,自煉五石服之。」魏尚書何晏篤好并鼓吹其驗,稱「服五石散,非惟治病,亦覺神明開朗。」一時服石成風,競相效尤,實則無非出諸好色縱欲之需而已,頹風延綿,迄唐、宋猶未泯絕。藥石熱毒,入腹致五內俱焚,其害罄竹難書,隋《諸病源候論》列受害諸病凡二十六論。迨金、元後,張從正、朱震亨諸子出,其風漸次衰落。而固澀之用赤石脂、禹余糧,溫攝之用紫石英、鐘乳石猶沿襲迄今,效驗確實,亦未見石藥遺毒,蓋與服散則不可同日語矣。

氣因精而虛,乏力用參,何以補氣。

杞子　沙苑　胡桃霜　肉蓯蓉　杜仲　青鹽　巴戟天
羊內腎

潘按　張景岳謂：善治精者，能使精中生氣；善治氣者，能使氣中生精。此其治也，無力用參，補精亦可生氣。

左脈弦，不時神煩，頸旋腰痠，食下少運，此少陰空虛、陽浮不潛使然，藥餌弗宜偏于溫熱。

熟地　牛膝　左牡蠣　茯神　白芍　柏子仁

脈小，陽未振動，自覺鼻孔涼生，肺開竅于鼻，主乎一身之氣，氣弱陽微是其徵也。

菸术　茯苓　生薑汁　附子　桂枝　大南棗

痰飲上阻，清陽失曠，背痛心悸。

苓薑术桂湯

濕熱已泄，宜顧其體。

虎潛丸

咽痛暮盛，痰多脈小，午後形凜，水涸陽乃浮矣。

滋腎丸

知饑少運，脾陽困矣。

益智　茯苓　砂仁殼　穀芽　廣皮　半夏麴

右寸數，甘溫之品宜緩。

熟地　茯神　旱蓮草　天冬　湘蓮　霍石斛

年已望七，尿血腰痛，此非陰虧陽亢，乃無陰陽無以化耳。

熟地　天冬　川石斛　阿膠　龜板　穭豆皮

潘按　王太僕注《素問》云：「陽氣根于陰，陰氣根于陽。無陰則陽無以生，無陽則陰無以化。」

腰痛夢洩，起于勞傷努力，當以溫養下焦。

熟地　杜仲　白沙苑　當歸　茯神　菟絲子

脈數，內熱、背痛。

熟地　茯神　女貞子　川斛　龜板　旱蓮草

陰虛陽浮，耳鳴盜汗。

熟地　萸肉　川石斛　磁石　牡蠣　茯神　北五味
天冬

嗽逆沖氣不得臥，此屬下焦不納，水飲上泛使然。

桂苓五味甘草湯

陽浮氣逆便溏，下焦陽傷矣。

茯苓　附子　白芍　乾薑　白术

身痛，脈澀，宜和營衛。

當歸　桂枝　白芍　橘紅　秦艽　赤芍　五茄皮
炙草

二氣交虛，是以形神困頓，難以名狀，藥餌自宜血肉
補之，先以貞元飲益之。

貞元飲

陽虛外寒，陰虛內熱。

熟地　當歸　炙草　茯神　白芍　麥冬

潘按　真陰虛虧，外寒、內熱，所謂陰中之水虧、陰中之火衰是也，
治療惟補養真陰為本，勿汲汲于外寒、內熱為治。其學趙獻可、張介
賓先事闡揚，天士延續之。

氣火上鬱，食下噎格。

枇杷葉　瓜蔞皮　橘紅　桔梗汁　杜蘇子　米仁
胃逆不降，食下拒納，大便不行。

熟半夏　川黃連　枳實　白茯苓　橘皮白　乾薑

潘按　此証陽虛，胃腸不運，故用藥如此。倘舌紅少苔，則屬胃陰不足，須甘寒育養胃陰，案語太簡，未點明病機。

勞傷陽氣，胸背痹痛。
栝蔞薤白白酒湯加半夏　杏仁　茯苓
氣痹不宣，胸膈不爽。
枇杷葉　桑葉　蘇子　化橘紅　杏仁　瓜蔞皮

潘按　天士效法繆希雍治驗特多，調氣、降氣之方尤廣爲運用耳。

痿躄，食下嘔噁，脘悶，當理陽明。
金石斛　茯苓　橘白　半夏麯　木瓜　穀芽

潘按　經云：治痿獨取陽明。蓋陽明主潤宗筋，束骨而利機關。此方養胃陰，化濕滯，並行不悖，令得穀再商其他。

陰虧陽升，耳鳴少聰。
磁石地黃湯加川斛
不獨陽微飲逆，下焦陰氣亦耗，藥之難以圖功在斯。
白茯苓　桂枝　乾薑　北五味　炙草　白芍
痰飲內阻，陽失流行，食下膜脹。
白蒺藜　半夏　鉤藤　白橘皮　白茯苓　枳實

潘按　諒尚挾肝氣、肝陽之証，故用白蒺藜、鉤藤，案略無據，殊難臆測其症。

溫養下焦。
鹿角霜　杜仲　巴戟　桑椹子　羊內腎　枸杞子
蓯蓉　沙苑　白茯神　菟絲子

潘按 唐時腎瀝湯、散方甚多，皆以羊腎合填精補血之味組成。徐靈胎評《臨證指南》謂先生曾得《外臺》而讀之，因知靈胎用藥全有來歷云云，可證此治亦唐方遺意也。

脈數。

熟地　龜板　女貞　天門冬　淮山藥　茯神　白芍

粉丹皮　旱蓮草　牡蠣　湘蓮　海參膠

潘按 陰精消涸于下，厥陽掀擾在上。

形寒頸脹，身痛。

杏仁　花粉　生薑　桂枝　炙草　大棗

潘按 天士用經方，頗得心應手，變化由己，此方云是桂枝湯則少芍藥而增杏仁，云是麻黃湯則缺麻黃其餘皆全，云是辛溫法則又加入花粉，活潑潑地據症施藥，如珠之走盤略無礙滯也。

肺熱音嘶，咳嗆、痰血。

桑葉　南參　冬瓜子　川貝　兜鈴　南花粉

沖疝裏急腹痛，法宜溫養，但脈來弦濇，寤多寐少，營陰頗虧，偏于辛熱不宜。

當歸　巴戟　紫石英　茯苓　桂心　柏子仁

潘按 弦屬肝旺，濇乃血少精虧，恐是奇經精血不足之證，第浮陽既亢，熱藥總是牴牾，辛潤溫養之味亦可積漸收功焉。

勞傷挾邪，形凜發熱。

栝蔞桂枝湯

木火鬱于中焦，脘痛，嘈雜。

越鞠丸

嗽久，形凜、心悸。

貞元飲

潘按　燥咳藉滋陰以濡潤肺氣，營虛賴養血以外和脈絡，內奉君心，見症紛雜，治療一以貫之矣。

肝逆犯胃，嘔噁脘痛。

川楝子　吳萸　半夏　桂枝木　黃連　茯苓

絡熱失血。

生地黃　丹皮　丹參　稽豆皮　澤蘭　茯神

嘔噁妨食，宜養胃氣。

半夏麴　穀芽　麥冬　川石斛　茯神　廣白

潘按　所稱養胃氣，主在養胃陰耳，辛香悅脾之品則佐之。

陰虧陽亢，頭旋咽乾。

熟地　川斛　雞子黃　天冬　龜板　白茯神

食下拒納，肱痛脘脹。

川楝子　半夏　川連　吳萸　茯苓　青皮汁

久嗽，形寒身痛，脈浮弦。

茯苓桂枝五味甘草湯

潘按　《金匱》云：「青龍湯下已，多唾口燥……氣以小腹上沖胸咽……與茯苓桂枝五味甘草湯治其氣沖。」

脈細。

熟地　當歸　川石斛　茯神　炙草　麥門冬

痧後咳嗆，便溏，目痛。

黃芩瀉白散

71

肝鬱乘中，中脘按之有形且痛，食下膜脹，腸紅易怒。

加味逍遙散

潘按　可見天士并非絕不用柴胡。

絡痹，右脅癖積，脈澀，法宜通洩。
鱉甲　丹皮　化橘紅　桃仁　牡蠣　白蒺藜
脈弦，來去不調，營衛未和，是以不饑，胸臆時痛時止，法宜和之。
當歸　棗仁　柏子仁　半麯　茯苓　炙草　白芍藥
廣皮
左脈尚弦。
生地　阿膠　霍山鮮石斛　天冬　麥冬　杜生雞子黃
脈弦數。
熟地　生地　甜沙參　天冬　麥冬　霍石斛

潘按　天士最善用人參固本、集靈等甘寒濡潤之味，其術遠則祖述唐宋，近則得力于繆希雍。

晡熱，右脈弦大，陰弱伏溫，且養陰和陽。
新鮮地骨皮　麥冬肉　茯神　青皮甘蔗汁　川石斛
知母

潘按　相傳葉先生與顧景文泛舟洞庭，於溫熱之理講得頭頭是道，頗多發明，前人所罕論及，奈何於治案中，衛、氣、營、血之理略無涉及，令人罕解。觀其方藥清靈潤澤，非持卓識定見者不能，抑或後學原本其術，潤色整飾而爲《溫證論治》耶？後載於唐氏《匯講》，從此輾轉傳播天下，世人不辨，以爲天士眞傳。由治案觀，義或相近，實

72

恐未必皆桂本意也。

痰阻熱蒸，發熱脘悶。

竹茹　半夏　橘紅　枳實　茯苓　桑葉

此痰鬱也，陽失宣達，頭痛眩暈。

菸朮　半夏　白茯苓　化橘紅　天麻　竹瀝

白蒺藜　老薑汁

潘按　李杲《脾胃論》、程宗齡《醫學心悟》皆有半夏白朮天麻湯方，此方類《心悟》，而葉、程同時，未必本自宗齡，殆當時習用經驗方也，某人總結，後世遂以爲其專門發明。天士此方兼有唐人意。

五志內燔，心悸舌糜，宜存陰泄陽，第脈弦澀，不宜過于苦寒。

生地　川連　新燈薪　茯神　丹參　赤麥冬

潘按　加入犀、銀、翹，即《溫病條辨》名方清營湯矣，可見吳瑭總結，多半得諸天士，所謂：「諸賢如木工鑽眼，已至九分，瑭特透此一分，作圓滿會耳。」

暫清上焦。

蘇梗　橘紅　大象貝　杏仁　桔梗　桑白皮

勞傷背痛。

當歸　茯苓　炙甘草　桂枝　秦艽　白芍藥

肝陰內耗，厥陽易升，是以煩勞則瞀悶齒痛，法宜潛陽熄風。

熟地　茯神　虎脛骨　當歸　蓯蓉　天冬　左牡蠣

牛膝　龜板　青鹽　白芍藥　黃柏

形羸脈微，陽氣自薄，進以六味地黃，純陰礙陽，是

以心悸、陽痿，議用通陽以消陰翳。

> 人參　遠志　鹿茸　菟絲子　附子　細辛　茯苓
> 粉萆薢

陽微飲阻，脘悶噁心。

> 菸术　半夏　橘紅　茯苓　乾薑　枳實

風濕相搏，發熱身痛。

> 杏仁　桂枝　木防己　米仁　茯苓　大豆卷

血枯經閉。

> 烏鰂骨丸

潘按　即四烏鰂骨一藘茹丸，出《素問》。烏賊骨，藘茹(茜草)研末，和以雀卵爲丸，飯前鮑魚湯送下。治血枯經閉。

鬱勃肝㨃，右脅氣逆，有形如瘕，腹痛、身熱，經漏，急爲調理，否則恐成鬱損。

程批　當作㨃。

> 黑穭豆衣　丹皮　香附　明潤琥珀　澤蘭　楂炭

潘按　仍不用柴胡，疏肝似不足。琥珀化瘀通絡，安心神，甚爲貼切。

帶多，身痛、腹膨，法宜溫養。

> 新鹿角霜　杜仲　白薇　沙苑蒺藜　杞子　當歸

痰多噁心，脘悶。

> 白旋覆花　鉤藤　黑梔　瓜蔞仁霜　茯苓　橘紅

有年陽微，飲逆咳嗽。

> 杏仁　茯苓　生薑　桂枝　炙草　大棗

冷物傷中，脘痛脈沉。

杏仁　藿梗　半夏　厚朴　枳殼　橘白

潘按　據理當入桂、薑、蓽撥之類，以驅寒溫運。

久嗽，肺氣燥劫，食下不降，得飲則適，有年致此，恐噎格之患。

枇杷葉膏

兩尺空大，鼻衄時發，臟陰虧矣，陽失其守，議仿虎潛意。

熟地　北五味　虎脛骨　黃柏　茯神　龜板

肉蓯蓉　川石斛　牛膝　青鹽

胸痹。

薤白　白茯苓　生薑汁　半夏　杏仁

脈弦長，木火偏亢，嗜酒更助其膽熱矣，是以口糜味甜，法宜苦辛洩之。

金斛　黑山梔　白茯苓　桑葉　廣白皮　半夏麯

先寒後熱，是屬伏邪，體質陰弱，未宜發表。伏邪者，乘虛伏于裡也，當從裡越之，春溫篇中有黃芩湯可用。

黃芩湯

潘按　《傷寒論》太陽與少陽合病，自下利者，與黃芩湯，黃芩苦寒清熱止利，芍藥酸收斂陰和中，天士此案藉治陰弱伏熱之証，於理殊切當。

木火偏熾，宜存陰洩陽，虛則補其母，實則瀉其子，與存陰洩陽相協，以是定方。

生地　天冬　柏仁　棗仁　稽豆皮　條參　茯神

丹參　川連　真阿膠

潘按　此東實西虛瀉南補北之治也。「條參」殆「條芩」之誤寫，木火偏熾，似無用參之理，條芩則正合瀉子之旨。

高年病後，脈歇知飢，營血枯矣，勿以便艱而攻滌。

製首烏　火麻仁　肉蓯蓉　白茯神　枸杞子　白牛膝

潘按　老年津枯腸燥之便艱，非徒攻滌傷正，溫潤亦非久長之計，漿粥藥餌最爲適當，孫思邈所謂「食能排邪而安臟腑。」歷來有肉蓯蓉粥(《藥性論》)、奶粥(《本草綱目》)、松子粥(《士材三書》)、芝麻粥(《錦囊秘錄》)等，皆裨益精血，兼能潤腸，可以久服。張從正《儒門事親》尤多漿粥濡燥之驗，可資參考。

食下拒納，此屬噎格。

小半夏湯

食下少運便洩，少腹氣墜，脈細，命門火虛，清陽下陷，日久有腹滿氣急之患。

鹿茸　菟絲子　葫蘆巴　人參　白茯苓　補骨脂

穢氣混于募原，脘悶噁心。

程批　募

藿香　杏仁　枳殼　厚朴　半夏　廣皮

嗽逆脈數，肺陰耗耳　恐延肺癆。

北參　霍斛　茯神　麥冬　白扁豆皮

陽微少運，脘不爽利，轉氣則舒，府陽以通爲用明矣。

茯苓　厚朴　附子　蔎朮　澤瀉　乾薑

下焦不納，沖逆咳嗽，煩勞則精濁。

茯苓　炙草　胡桃肉　桂枝　北五味

潘按　痰飲咳逆，腎不納氣，用茯苓桂枝五味甘草湯；勞嗽燥痰，動輒氣逆，用貞元、七味都氣丸。

脈澀不利，夢洩食少內熱，此少陰陰虧，谷氣水濕下注，乃陰虧濕熱之候也。

豬肚丸

潘按　明劉天和編撰《保壽堂經驗方》，其豬肚丸爲：白朮、苦參、牡蠣、豬肚。

此濕火上蒸，耳聤脹痛，且溢黃水，先宜清之，而原本屬腎虛。

大豆卷　金銀花　米仁　連翹　菉豆皮　夏枯草
通草　桔梗

脈弦動，木火偏亢，逼絡血溢，血失及能食，陽明亦熱矣，議用苦降法。

生地　穭豆皮　茜草　白芍　側柏葉　淡菜

潘按　所議治法與用藥不合，側重於養陰，止側柏葉一味爲苦寒藥，今日言苦降則大黃瀉心之類矣。

血雖止，脈尚弦數，晨起咳嗆，陰虧陽動不潛使然，靜養爲主。

熟地　麥門冬　真阿膠　茯神　川石斛　雞子黃
陽明絡空，風濕乘之，右肢痹痛，且發紅瘔。
生耆皮　赤芍　花粉　歸身　桂枝

頭痛脅疼。

小柴胡湯去參

有年陽微失護，客邪觸飲，咳嗽嘔逆，形寒身痛

杏仁　茯苓　生薑　桂枝　炙草　大棗

虛陽不潛，頭暈時作。

熟地　茯苓　杞子　浙江黃菊　萸肉　牡蠣　牛膝

細川石斛

風火鬱于上焦，鼻流穢濁氣腥，當薄滋味。

薄荷　黑梔　象貝　連翹　花粉　菊花

陰虧陽浮不潛，暮熱不寐。

生地　柏仁　左牡蠣　阿膠　茯苓　料豆殼

潘按　此方入雞子黃尤切當，蓋擅治陰虛心煩不寐之證，前案每每見之，不知何故此案反不用。

陰弱內熱，漸延骨損。

六味湯去萸加白芍、九孔石決明、料豆殼

營虛心悸，神倦，身痛。

熟地　杞子　柏仁　歸身　茯神　杜仲

失血後，脈濇咳嗆，宜養肺胃之陰。

北沙參　茯神　麥門冬　白扁豆　百合　霍石斛

脈弦，身熱從汗洩而解，此屬伏濕，恐其轉瘧。

杏仁　半夏　橘白　厚朴　茯苓　煨薑

痔血。

炒枯六味湯加柿餅炭　炒槐花

胃痛過于辛熱開洩，致尿血淋，今轉屬濁，莖尚痛，欲其兩顧，苦無成法可遵，姑理下焦。

黑珀散

潘按 徐靈胎云：「治淋之法，有通有塞，要當分別，有瘀血積塞住溺管者，宜先通；無瘀積而虛滑者，宜峻補」。本案血淋莖痛，當屬瘀腐阻結，治以通瘀為主。葉氏通淋除習用八正、導赤、製大黃等外，另有虎杖散及琥珀散等法，嘗謂「考古方通淋通瘀，用虎杖湯⋯⋯以麝香入絡通血，杜牛膝亦開通血中敗濁也。」其方先見於許學士《本事方》。琥珀散載于《濟生方》，治小便不通，琥珀為細末，用萱草根或燈心湯送服二錢，蓋琥珀行水散瘀之功特勝，另《醫方集解》亦有琥珀散，琥珀與諸利水通淋藥合劑，使虎杖散合琥珀兼而用之則其驗尤顯，予臨床屢用不爽。《臨證指南》又每合桃仁、歸鬚、韭自汁等，蓋辛潤通絡意也。

因外瘍復煩勞，致營衛交損，寒熱、咳嗽、盜汗，經阻兩月，漸延乾血癆疾。

小建中湯

潘按 建立中氣為先，砥柱既固，繼當著蕷丸、大黃䗪蟲丸之類治之。

左關弦，來去躁疾，右細澀，食減，陽明困頓，血液暗耗，日久恐有偏枯之累，此刻當理陽明。

金斛　茯苓　半麴　橘紅　鉤藤　桑葉

潘按 理陽明者養胃陰也，非東垣甘溫健脾之法，胃陰充旺，脾氣散精，化生血液，肝得血濡養，則其剛勁之質，遂為柔和之體，而暢其條達之性，可免偏枯之憂焉。

溫養下焦，佐洩厥陰。

巴戟天　茯苓　葫蘆巴　菟絲子　川楝子　桂心　小茴香　補骨脂

勞傷，肝陽，絡鬆失血，左脈弦。

生地　穭豆皮　藕節　茯神　白牛膝　珠菜

潘按　此勞傷而致肝陽上亢，所謂陽氣者煩勞則張。陽亢失血，方藥亦合，案語過簡，令意指不明。

氣不宜達，胸痺，大便不行。

枇杷葉　紫菀　枳殼　土蔞皮　杏仁　桔梗

潘按　凡是氣病，天士輒取《廣筆記》調氣、降氣法。

血後咳嗽，宜益肺胃。

北沙參　麥冬　霍斛　白扁豆　茯神

潘按　凡咳嗽見血，或血後咳嗽，葉氏多治以甘寒育養肺胃陰液。

右關沉澀，左脈弦勁，此木火內亢，陽明絡泣，脘痛，嘈雜，頭搖。

桑葉　桃仁　黑芝麻　柏仁　紅花　大淡菜

潘按　嘈雜一證，方書或歸咎於中虛，或責之胃火，葉氏重在肝木，此診由肝火而致陽明絡泣，故治以辛潤通絡法，則具一格。俞震於《古今醫案按》中云：「昔年曾見葉天翁治一婦人胸痞心嘈，用鹽水煮石決明三錢，經霜桑葉二錢，丹皮一錢，黑梔一錢，三角黑胡麻二錢，細生地三錢，四帖而癒，此又肝火鬱於胃之嘈雜也」。與本案證雖類，治法又相逕庭，本案由肝火而絡瘀，故重在通絡，俞氏所據案治要在肝火鬱勃不能宣越，主治以清洩，用鹽水煮決明，尤稱奇特，蓋以奇兵奮擊乃能捷效如斯耳。

脈弦，腹膨，氣逆動怒致此，肝邪沖逆陽明也。切勿嗔怒，勢恐變幻，慎之慎之。

川楝子　茯苓　化橘紅　大麥芽　青皮　砂仁殼

火鬱發熱、齒痛

薄荷　花粉　黑梔　生草　赤芍

寒暖不調，邪阻肺衞，哮喘，痰血。

旋覆花　米仁　橘紅　霜蔞仁　蘇子　浙苓

脾陽下陷，便溏腸紅。

補中益氣湯

潘按　天士頗心折東垣，持升陽益氣法治病於《臨證指南》中甚多見，《未刻本》則較少，蓋僅周仲升所錄，不足窺全貌焉。歷來稱補中益氣爲甘溫治大熱，深究之，未必然也。該方中耆、參、朮、甘、歸等補益中氣，升、柴則升舉陽氣，而所謂升、柴升陽之說，潔古爲始作俑者，考諸宋前並無是說，柴胡苦寒專司客熱，仲景以之治傷寒，景岳則藉治一切衰熱，有柴胡鱉煎之制，晚近臨床柴胡針劑，表散退熱，治外感發熱，固無所謂升陽之說也，亦從未見用柴胡後有劫傷肝陰而肝陽驟亢之例。升麻則金元前作清熱解毒用，古有「無犀角，升麻代之」之說，可見其寒涼本性。自晉以還，如《小品》、《千金》、《外臺》、《聖濟》等方書升麻皆與羚角、石膏、大青、梔子、芒硝等同用，發斑解毒則尤不可缺，其清熱實效，於此可見一端也，同是一物，金前爲清熱解毒，宋後陡變爲升陽劫陰，寧有其理致哉？由是觀之，補中益氣湯用升、柴實清熱表散也，無非是虛人感客熱，故升、柴之外更以參、朮等扶托之，蓋扶正祛邪義也，與參蘇飲、玉屏風散等同理，惟補中益氣湯持升、柴等寒涼之藥，故見症當以火熱爲宜，正好爲甘溫治大熱立名目耳。本案便溏、腸紅，脾虛、火熱無疑，補中益氣自是貼切之極，名爲甘溫除熱，實則補中而清熱也。

失血，咳嗆，夢洩，皆屬下焦不藏。

熟地　北沙參　天冬　旱蓮草　茯神　川石斛　山藥

女貞子

右寸獨大。

黃芩瀉白散

潘按　黃芩瀉肺火，治鬱熱肺嗽效特顯，東垣、瀕湖之書皆有發揮，臨床可資借鑒。

飲逆嘔惡。
半夏　乾薑　茯苓
復受客邪，身痛脘悶。
蘇梗　半夏　枳殼　橘紅　杏仁　麥芽
氣阻脘痹。
蘇梗汁　香附汁　枳殼汁　桔梗汁

潘按　非熟讀唐宋醫書，不能用此等方耳。

陽微，濕阻，汗洩。
朮附湯
咳而嘔逆，脈虛弦，宜益肝胃。
人參　旋覆花　淮小麥　茯苓　代赭石　大南棗
濕鬱陽痹，形凜咳嗽。
玉竹桂枝湯

潘按　玉竹補益之餘，亦治風濕，與此證正合。

脈細神倦，氣弱也，氣弱則不能統攝，精濁不已，先宜調益心脾。
桑螵蛸　湘蓮　龍骨　遠志　柏子仁　茯神
龜板　人參
調益心脾，用玉荊公法。
人參　益智　茯神　灵草　麝香　茯苓　龍骨
遠志　廣木香　辰砂　滾水法丸

潘按 前後案似是連續診治。妙香散相傳王荊公製，載《太平惠民和劑局方》，由麝香、木香、山藥、茯苓、茯神、黃耆、遠志、人參、桔梗、甘草、朱砂組成，治驚悸遺洩，《臨證指南》尤多用之。俞東扶嘗謂：葉天翁又治一人遺滑，月五、六作，兼有腹痛，觸冷即痛，痛極昏暈，初以荊公妙香散，不應，乃用鹿茸二錢、人參一錢、雄羊腎十枚去膜研，茯神、龍骨各一錢五分，金櫻膏三錢，十劑而癒。其案《指南》未載，頗具靈思，彌足珍貴也。

左脈弦數，頭重、味酸、肢冷，病後致此，乃脾陽困頓，木火順乘，陽明少降使然，東垣謂補脾胃必先遠肝木，良有以也。

人參　茯苓　黃連　新會皮　青皮　白术　半麯
白芍　生乾薑

潘按 未見東垣原話，天士所引，每每意會，難以查證，故徐靈胎動輒詆病之，然其義理則甚當，殆牝牡驪黃之謂歟？補脾胃遠肝木者，免其所不勝乘之也。本案方治，與東垣脾胃不足用藥如出一轍。

脈細雖屬少陰空虛，而中焦有伏飲，是以嗽逆嘔噦，先宜理之。

半夏　茯苓　乾薑　秫米煎湯法丸
脈澀淋濁，法宜導火。

導赤散

潘按 一般淋濁，作濕熱火證治，用導赤、八正輩；血淋莖痛則屬瘀結，須通瘀為治，如虎杖湯、琥珀散等。

護陽則氣宣矣。

菸术　附子　煨薑　茯苓　桂枝　南棗
陰虧則陽亢。

生地　龜板　芡實　旱蓮草　黃柏　茯神　丹皮
女貞子

咳嗽音嘶。

桑葉　南參　杏仁　川貝　花粉　橘紅

下虛不納，頭旋，食下少運。

桂七味丸

食物不調，脘脹噫氣。

杏仁　厚朴　蘇子　枳殼　麥芽　橘白

癆瘵腹痛，形瘦脈虛，勿忽視之。

絳礬丸

潘按　驗方絳礬丸，方用絳礬、厚朴、陳皮、甘草，治脫力勞傷、黃病腹脹、食積痞塊等證，用礬則源自仲景，由礬石、硝石治女勞黃疸中蛻脫而出。

嗽逆、嘔逆不得臥，經謂嗽而嘔者屬胃咳也，此由嗽傷陽明之氣，厥陰肝邪順乘使然。凡女科雜疴，偏於肝者居半，即如是病，經一阻則遂劇矣，非泛泛咳嗽之比。

人參　旋覆花　白芍　茯苓　代赭石　南棗

瘀血用攝陰藥，穀食漸增，亦是佳境。

熟地　霍石斛　北參　茯神　麥門冬　參山漆

潘按　世人但知火不生土之理，不知精虛亦不能生穀氣之義，《內經》所謂穀生於精也。唐容川云：「調治脾胃，須分陰陽，李東垣後，重脾胃者但知宜補脾陽，而不知滋養脾陰。脾陽不足，水穀固不化；脾陰不足，水穀仍不化也。譬如釜中煮飯，釜底無火固不熟，釜中無水亦不熟也」（《血證論》）。余曾見一耄耋老翁，神情困憊，杳不思納，苔膩遍布，舌根有鹹味不斷湧出，知非尋常濕困脾胃，乃元海根微，精不養穀，用腎氣丸，熟地一兩，凡七劑，苔淨神爽，知飢索食矣。

因知葉氏學驗，確由實踐得來，非面壁妄語之比。

音嘶咽痛，脈細濇，的是少陰腎真空虛，無以上承使然，切勿煩勞，夏暑炎蒸，宜綠蔭深處靜養爲要。

生地黃　大天冬　上清阿膠　雞子黃　霍石斛　元稻根鬚

右寸大，此金燥作咳，莫作飲治，宜以清潤爲主。

壯玉竹　南沙參　霍山石斛　川貝母　白茯神

生扁豆白

潘按　葉氏心目中，咳嗽要分二類，一爲痰飲，一爲燥嗽，前者沿當溫藥和之，後者宜以清潤爲主，真知灼見，是治嗽之不準繩也。

溫養腎真爲主，所謂勞傷腎，勞者溫之之義。

大熟地　枸杞子　杜仲　肉蓯蓉　線魚膠　羊內腎

茯苓　菟絲子　巴戟天　舶茴香　沙苑　麋角霜

潘按　勞者溫之，非燥熱竟進之謂，乃溫潤滋養意也，此古方腎瀝湯餘緒，爲鵠的之治。張從正《儒門事親》曰：「勞者溫之。此溫乃溫存之溫也，豈以溫爲熱哉！」

陽虛自汗、怯冷。

菸术　附子　黃耆　滾水泛丸

潘按　此丸極具效驗。生藥水泛爲丸，緩圖慢性疾患，有潛移默化之功。近日醫者少用丸方，且藥肆不製，是廢治病之利器也，殊足惋惜。

寒熱脅痛，脈弦，溫邪襲於肝絡，吐血猶可，最怕成癰。

丹皮　桃仁　鉤藤　黑梔　茜草　桑葉

潘按 此證與今日臨床之「支擴」、反覆感染、咯血相類，治費周章，難以斷根，故天士卓識，謂最怕成癰也。

咳嗽失血，左脈猶弦，此努力絡傷屬病。

生地　牛膝　穭豆皮　珠菜　茜草　鮮嫩藕

左脈弦，嗽血氣逆，酒客動怒致此，當理肝胃。

金斛　茯苓　白牛膝　米仁　牡蠣　白扁豆

潘按 木火刑金之咳，天士亦作燥嗽例治。

疏肝宣胃。

川楝子　大麥芽　茯苓　生香附　小青皮　橘紅

清上焦氣熱。

桑葉　川貝　蘆根　花粉　杏仁　桔梗

舌黃，脘中未爽，濕阻於中焦。

半夏　白朮　廣皮白　茯苓　乾薑　枳實皮

溫邪作咳、痰血。

桑葉　花粉　南沙參　川貝　杏仁　生甘草

咳嗽失血，脈澀，下焦不納，春深氣洩使然。

生地黃　白茯神　穭豆皮　真阿膠　天冬肉　鮮藕汁

此沖任病也，帶多，血液下滲，厥氣無涵，是以不時氣逆，經事不至，即有乾血之患。

枸杞　白茯神　當歸　沙苑　紫石英　小茴香

熱鬱作咳，溺赤口渴，辛涼洩之。

薄荷　象貝　黑山梔　天花粉　連翹　苦杏仁

潘按 《內經》云：「風淫於內，治以辛涼」。劉完素防風通聖、雙解散等以辛散合寒涼之品爲辛涼解表法，而葉氏、吳瑭等以桑菊飲、銀翹散爲辛涼輕劑、辛涼平劑，蓋名同而實異也。

脈長弦數，陰虧陽不寧靜，食下便溏，亦腎屬胃關之義。

六味湯去萸加牡蠣

潘按 食下便溏亦用滋陰法，與今日用藥習慣相去甚遠，蓋視真陰為人生之根蒂也，穀生於精，陰精既充，土氣自厚耳。

失血氣逆，咳嗆能食，宜乙癸同治。

熟地　川石斛　牡蠣　天冬　茯神　牛膝

溫邪未淨，脘悶，咳嗽。

杏仁　白茯苓　桑皮　半夏　廣橘紅　米仁

下焦不納，咳嗽氣逆。

都氣湯加牛膝、川斛、青鉛。

積寒腹痛。

吳萸　白茯苓　半夏　乾薑

潘按 此無形積寒之治，如有形寒積腹痛，非溫熱峻下不可，古方有三物備急丸，溫脾湯等，然以巴豆為力宏，久年沈　寒錮結，輒恃以鏟除病根，金元後漸次不用，晚近臨床則罕其聞焉。

面黃而瘦，腹痛，屬蟲。

使君子肉　雞肫皮　五穀蟲　青皮　白楝子肉

胡黃連　白芍藥　蕪荑　大川楝子　大麥芽

癉脹腹皮反熱，下體怯冷，是陰盛格陽之象，飲必沸湯，稍溫則腹中不適矣，大小便不利，正屬陽氣不得通行之義，陰邪瀰滿之勢，證非輕小，其勿忽視。

泡淡川附子五錢　泡淡生乾薑一錢五分

公豬膽汁一個沖入調服

潘按 白通加豬膽汁湯，《傷寒論》方：生附子、乾薑、蔥白、人尿、豬膽汁。治少陰病陰盛格陽。葉氏變化應用甚妙，然於此證癉脹，恐已無能為力焉。

　　脈弦而濡，氣分殊弱，溫熱不能盡洩，不飢少寐，神倦痰多，宜健脾和胃，佐以遠木。

　　人參　生穀芽　木瓜　神麴　茯苓　新會皮
　　炙草　川連

潘按 此治亦本東垣法。脈弦而濡，弦者如絙張而有力也，濡者則軟弱無力，二脈似難並存，令人費解。醫者常謂人參與神麴等消導藥不可同服，實則人參補益元氣，神麴化滯健胃，合用則補而無壅滯之憂，東垣清暑益氣湯，繆希雍健脾資生丸，名方垂範在先，後世奉為圭臬，固無所謂參、麴之不能並用也。

　　九竅不和，皆屬胃不能和。

　　大麥仁　鮮蓮肉　半夏麴　白茯苓　廣皮白　宣木瓜

潘按 九竅之説出《素問》，《陰陽應象大論》：「穀氣通於脾……六經為川，腸胃為海，九竅為水注之氣。」《通評虛實論》：「頭痛耳鳴，九竅不利，腸胃之所生也。」蓋言水穀入胃，脾胃化生精微，以營養九竅也，反之，脾胃有病，水穀之精華無以敷布，九竅受累不能行視聽言聞之事矣。東垣主以脾胃立論，據引經義，凡九竅病皆責之中土困憊，所謂「脾胃虛則九竅不通」，持甘溫藥助脾胃而治九竅之病，卓識千古，乃軒岐不朽之功臣也。奈東垣言脾升而未及胃降，主溫燥而未發甘寒妙諦，故脾胃陰液不足之證則不宜焉。葉氏學繼東垣，又倡言胃陰諸論，所謂：「納食主胃，運化主脾」，「脾宜升則健，胃宜降則和」，「脾喜剛燥，胃喜柔潤」，「太陰濕土，得陽始運；陽明陽土，得陰自安。」區分脾胃習性，剖別主治法則，補東垣之不逮，發前人所未發，脾胃論治至此始稱詳備。凡胃陰不足之證，

天士稱爲「九竅不和」，即「痞、不食、舌絳、咽乾、煩渴、不寐、肌燥、燔熱、便不通爽」之謂，治用「甘平或甘涼濡潤以養胃陰」，「津液來復使之通降」，則九竅自利。《臨證指南》用藥如沙參、參冬、玉竹、扁豆、蔗汁等，輒以甘涼爲多，本案則主以甘平，諒見證燥熱不顯故耳，其甘平法亦原本於繆希雍之治也。

脈沉小，久嗽足浮腹膨，少陰之陽已傷，故水飲欲泛。

茯苓　木防己　澤瀉　牡蠣　薏苡仁　桂枝

肺飲嗽逆，胸悶不爽。

枇杷葉　蘇子　薏苡仁　旋覆花　橘紅

瘤脹，脾陽困頓，濁陰不洩，得之陰弱之體，最不易治。

茯苓　桂心　紫厚朴　薑渣　白芍　生白朮

濕注跗腫，針之易洩。

米仁　茯苓　木防己　澤瀉　桂枝　粉萆薢

辛涼以肅餘暑。

西瓜翠衣　川通草　橘紅　水飛滑石　桑白皮　杏仁

程批 翠

正虛邪盛，瘤甚恐脫。

生益智仁　廣陳皮　知母　生大穀芽　烏梅肉　生薑

暑熱內鬱，戰汗始解，否則昏閉狂亂。

川連　厚朴　飛滑石　藿梗　半夏　廣皮白

潘按 戰汗者正邪交爭殊劇，汗出甚多也，汗前熱熾督悶，躁擾不寧，汗後脈靜身涼，神清氣和，蓋天士所謂「熱達腠開，邪從汗出」，亦《內經》「因於暑……體若燔炭，汗出而散」義也。惟用藥雖在盛暑

不能過寒，涼藥令腠理堅秘，邪無從出，以微辛宣解爲宜，熱退後，化濕、清熱、甘養各從其宣而無所顧忌也。本案是複診，不知戰汗所用何藥，觀其方案有厚朴、藿梗、半夏等，知爲暑濕閉鬱，前診亦必不持寒涼之品也。

　　活血宣筋。
　　歸身　牛膝　穿山甲　杜仲　乳香　桃仁　生虎脛骨　紅花
　　暑瘧，先清上焦。
　　竹葉心　杏仁　連翹　白蔻仁　飛滑石　花粉
　　陰虐氣熱渴飲。
　　竹葉心　石膏　麥冬　鮮生地　知母　燈心
　　暑邪上阻，身熱頭脹。
　　絲瓜葉　飛滑石　連翹　白豆蔻　天花粉　杏仁
　　色黃，腹痛便溏，脾弱不運耳。
　　人參　焦术　廣皮　神麴　茯苓　炙草　白芍　麥芽
　　一派風濕內鬱，怕增腹痛喘急。
　　杏仁　連翹　木通　白桔梗　桑皮　橘紅　赤芍淡竹葉
　　暑必挾濕，且宿有痰飲，濕痰交蒸，身熱爲冤，當治以苦辛宣通。
　　人參　川連　廣白　茯苓　藿梗　半麴
　　濕阻爲脹滿，小溲不利，議開太陽。
　　帶皮茯苓　澤瀉　寒水石　桂心　生菱白术　椒目木防己　厚朴
　　右脈尚弦。

帶皮茯苓　藿香　豬苓　紫色厚朴　廣皮　澤瀉

潘按　此二案是前後續診，初診後病勢稍緩，複診即小前制。

陰傷陽浮，咳血、頭脹。
竹卷心　川貝母　南沙參　鮮蓮肉　天花粉　白茯神
肺熱作咳，鼻衄。
黃芩瀉白散
口乾食減，宜養胃陰，不必理痰。
扁豆　川貝　蓮肉　茯神　霍山石斛

潘按　所謂見痰休治痰也，津液來復，土自生金，肺旺則藩籬固，職司宣降，客邪不能爲祟矣。

暑熱上阻。
絲瓜葉　連翹　橘紅　飛滑石　杏仁　桑皮
宣濕利氣。
絲瓜葉　杏仁　米仁　白蘆根　桑皮　通草
絡傷血溢。
參三七汁　茯神　茜草　生白扁豆　藕節　川石斛
暑濕成瘧。
竹葉卷心　石膏　半夏　飛淨滑石　杏仁　草果
暑風外襲。
鮮絲瓜葉　香薷　桑白皮　杏仁　飛淨滑石　橘紅
川通草　連翹
饑飽不調，中氣已困，暑邪外侵，法宜和之。
鮮絲瓜葉　杏仁　藿香　浙江茯苓　半夏　橘白
腎虛，精滑不固。

熟地　女貞子　金櫻子　荷蓮鬚　芡實　北五味
川石斛　白茯神

脈細數，臟陰下奪，虛損已露。

熟地　霍石斛　鮮藕汁　茯神　鮮蓮子　白扁豆

暑風上阻，頭脹鼻塞，咳嗽。

絲瓜葉　桑皮　杏仁　白蘆根　桔梗　薏米

脈仍弦數。

鮮蓮子　烏梅　知母　生穀芽　茯神　木瓜

濕阻，間日瘧，頭痛不渴。

杏仁　藿香　橘白　厚朴　半夏　白蔻

濕阻蘊熱，頭痛脘悶。

藿香　杏仁　茯苓皮　厚朴　豆卷　木防己

氣血不諧，脘痛，經不宣達。

歸身　香附　蘇梗　丹皮　白芍　茯苓　黃芩　楂炭

潘按　俞東扶《古今醫案按》總結天上治脘痛學驗甚周備，頗醒人耳目，茲摘錄於下：「嘗閱《臨證指南》治脘痛，大半是肝邪犯胃，或挾痰，或挾瘀，或兼寒，或兼熱，再辨胃之虛實，肝之寒熱，而錯綜參伍以為治。即紫金丹、栝蔞薤半桂枝湯、瀉心和枳實薑汁、異功加歸芍，總皆古法，不立新方。其用石決明、桑寄生、阿膠、生地、杞、苓、石斛等以養胃汁，即鼓峰滋腎生肝法也。其用蘇木、人參、桃仁、歸尾、鬱金、栀仁、琥珀、茺蔚，以紅棗肉丸，即孫東宿治查良川法也。惟緩逐其瘀，用蜣螂、䗪蟲、靈脂各一兩，桃仁二兩，桂枝尖生用五錢，蜀漆炒黑三錢，老韭白根搗汁丸，以蟲豸入血搜逐，及諸配合之藥為最巧。又陽微濁凝，用炒川椒一錢，泡乾薑錢半，炮黑烏、附各三錢，大劑辛熱驅寒，不加監製之藥為最猛。惟二方大有力量，然《指南》全部，亦僅數年之醫案豈足概先生之一生，自刊行以來，沾漑後學，被其惠者良多，而椶腹之輩，又藉此書易於剿襲，

每遇一證，即抄其辭句之精華及藥方之纖巧而平穩者，錄以應酬，竟可懸壺，無論大部醫書，畏如望洋，即小部醫書，亦束之高閣，惟奉《指南》，樂其簡便，而不知學之日益淺陋也。嗟乎！豈《指南》誤人乎？抑人誤《指南》乎？」俞氏究心醫學，平生雖無恢宏議論垂世，而《古今醫案按》中闡發精湛深邃，人所不經意處，每每剖析入毫芒，其於天士學驗，尤反覆涵泳，發人所未發，令後學擊節贊嘆，會心受益。天士醫學，奇、正兼倚，其正法則和平穩當，輕靈清眞，如布帛菽粟，家常之需不可缺，本案「氣血不諧，脘痛」用尋常調和氣血法即是也；其奇法則跌宕突兀，峻屬迅猛，如深山大澤之實生龍蛇，俞氏所舉援引高鼓峰、孫東宿法及其後二方即是也。廢其奇而泥其正，平庸之學遂興，方便門戶大開，此亦有清醫學之一大缺略事也。

　　暑熱侵於上焦，煩熱、頭痛，背脹、渴飲。

　　桂枝白虎湯

潘按　《吳鞠通醫案》載暑溫自醫案：「丁丑六月十三日：吳　四十歲先暑後風，大汗如雨，惡寒不可解，先服桂枝湯一帖，爲君之桂枝用二兩，盡劑，毫無效驗，次日用桂枝八兩，服半帖而癒」。兩案相較有異曲同工之妙，暑熱酷烈，原不當投辛溫之品，而葉、吳皆不避，玩味葉案，只在「背脹」兩字，蓋尚有暑風阻滯經脈也，非此一味溫開，不能疏達邪氣，矧在寒涼伍中，可無劫陰之憂。至若吳案則雖言暑溫，實是夏日傷寒，得由廣廈納涼、吞冰飲冷，風寒襲於太陽之表，以夏日發熱，故籠統稱暑溫也，惟桂枝用八兩，爲歷古之罕見，近代臨床家醫案用量尤輕，不過八分至一錢五分間，專在平穩上作功夫，且每每自謂得葉、王眞傳，不知前賢原非如此耳。

　　舌黃脈緩，脾胃之氣呆鈍，濕邪未淨，故不饑。
　　益知　半夏　橘白　厚朴　茯苓　乾薑
　　飲邪作咳。
　　杏仁　桂枝　生薑　茯苓　炙草　米仁

脈細數，咳嗆脘悶，宜清暑邪。

鮮絲瓜葉　厚朴　桑皮　杏仁　飛淨滑石
橘紅　通草　連翹

保元方案

潘按　原稿至此，另立「保元方案」四字，不知意之實指，同爲天士方案，又何必別起篇章，若到此爲一段落，則後列方案與前連續，同爲暑濕之治，未可遽分也，或當時天士學生多人分頭抄錄，非僅止仲升一人，後聯成此冊亦未可知，因留記「保元」字樣，後人不識，未敢棄去，遂延續迄今而爲疑題焉。

古歙葉　桂天士著

古吳小狂周　顯仲升集

濕熱下陷，腹痛洩瀉。

蒼梗　神麴　桔梗　廣皮　川連　茯苓　米仁　澤瀉

暑濕未淨，下利頻來。

人參　茯苓　薑炭　炒陳皮　焦术　炙草　木瓜　益智仁

暑濕上阻，頭重脘悶，脈模糊，病勢正在方張。

藿香　杏仁　絲瓜葉　連翹　厚朴　廣橘紅

穢濁未清，中焦氣痺。

杏仁　藿香　廣橘白　厚朴　半夏　生香附

復感暑風，發爲風疹。

桑皮　蘆根　桔梗　大力子　薄荷　連翹　赤芍　飛滑石

滯下半載，猶然腹痛，積未盡耳。

熟地炭　歸身炭　炒黄柏　澤瀉　黑豆皮　山楂炭　百製軍　赤苓

潘按 仲景云：「下利已差，至年月日時復發者，以病不盡故也，當下之，宜大承氣湯」(《金匱‧嘔吐噦下利病脈證治》)。與此案理同，天士投藥似輕，蓋川軍宜生用後下，方遂其斬關奪門、破堅攻結之性用，業經百製而後與它藥同煎，則滌洩之功蕩然，雖似用之實已不用矣。嘗見清宮御醫治案，間或用酒川軍數分，說來頭頭是道，不過紙上談兵而已，蓋清代醫學尚王道，視袪邪藥，畏之如虎狼，非復宋前醫學之真也。滯下積不盡，熱結者當用承氣法，寒結者宜三物備急，正氣稍虛者許學士用乾薑丸(乾薑、巴豆、大黃、人參)，此皆醫學治病之利器也。

　脈細，食下格拒，宜理陽明。

　小半夏湯

　暑風上壅，頭重咳嗽。

　絲瓜葉　桑皮　杏仁　飛滑石　橘紅　米仁

　舌白、頭脹，脘悶、渴飲，此暑熱上阻耳。

　絲瓜葉　桑皮　杏仁肉　飛滑石　通草　白蔻仁

　舌苔濁，宜慎食物。

　絲瓜葉　藿香　杏仁　橘白　飛滑石　半夏

　厚朴　通草

潘按　上述三案，疑是前後連續之診。

　陰火上亢，齦腐牙痛。

　大補陰丸

潘按　此言陰火，實指妄動之相火，故用丹溪法。東垣倡言陰火，後世歧義迭出，聚訟紛紜。實則李氏之學，悉本諸《內經》，所謂「陰」者，《調經論》曰：「夫邪之生也，或生於陰，或生於陽。其生於陽者，得之風雨寒暑；其生於陰者，得之飲食居處，陰陽喜怒。」李氏生當鼎革之變，民處兵燹離亂，多寒溫不適、饑飽無常、喪亂憂患之

遇，故其爲病皆內傷，所謂得諸陰也，其證爲火熱者即陰火也，東垣更明確謂之「內傷熱中證」二者一也，義理鑿然。既爲內傷，治須甘補，症見火熱，亦當寒涼，故東垣製方補脾胃瀉陰火升陽湯，持參、耆補脾胃，用芩、連、膏瀉陰火也，惟李氏於概念處述理欠清，令後人疑竇不解而妄生曲說也。東垣陰火雖亦含相火之理，而丹溪相火之動則主言房勞耗精之火，二火相關又不能混爲一談，顯然，天士此案名取東垣陰火，實沿丹溪相火之治也，名實之辨不可不知焉。

暑濕頗盛，頭蒙脘悶，舌黃。
鮮絲瓜葉　厚朴　滑石　半夏　帶皮茯苓　杏仁
黃卷　橘白

潘按　經所謂：因於濕，首如裹。

理中陽以運飲。
外臺茯苓飲
脈大乍小，邪伏於中，宜括痧，再服藥。
連皮茯苓　藿香　陳皮　大生香附　厚朴　澤瀉

潘按　邪伏於胃腸，阻於肌表，不得外透，證見頭暈胸痞、泛惡、瞀悶或兼下利等，民間習俗有括痧法，持瓷器或竹木器，於患者頸、胸、臂等處上下揩刮，令體表條狀紫痕累累(皮下出血)，則伏邪得洩，每收豁然暢快、神清氣和之效，蓋亦無非宣通氣液、驅邪外達之理也，其術殆古法砭射，按摩之衍變也歟？

暑濕內伏，陽氣怫鬱，肢冷頭汗，脘悶噫氣。
杏仁　半夏　藿梗　豆蔻　茯苓　橘白
脈數，陰虧陽亢，氣逆失血。
都氣丸
沖庶。

巴戟　葫蘆巴　川楝子　茯苓　小茴　桂木

暑邪阻於上焦，作之肺癰，咳嗽渴飲。

桂枝白虎湯

潘按　暑邪主火，故暑溫為病多煩渴、壯熱，主以白虎。然暑病極易兼夾風寒，此點每被暑熱掩蓋，人莫之覺，大抵症見壯熱、渴飲而肌膚滑爽、隱隱惡風者即是，使一味寒涼，表邪鬱遏無由外洩，則病始終不能解也，必佐以辛散之品如香薷、豆豉、桂枝之類，令邪從汗出，方透過驅散表邪之第一關，天士此案，即其義也；然後清熱、攻裏、生津、益氣、化濕等等之治，擇其宜而施之可也。

暑熱傷陰，心中猶熱，頭重不饑。

竹葉心　新鮮粗蓮子　茯神　川貝母　硃砂拌麥冬
燈心

下焦陰虛，陽浮不納，耳鳴、頭頃欲暈。

程批　「頃」當作「傾」。

靈磁石　川石斛　萸肉　熟地　牛膝炭　女貞子
牡蠣　茯苓

潘按　此水不涵木，陽化內風之證，治以滋下為主，雖時當暑令，膩藥亦在所不還，與時醫用藥習慣有間。

食下拒納，完穀少運。

吳茱萸　淡川附　乾薑　茯苓

氣弱神倦，食少。

人參　北五味　茯神　麥冬　鮮蓮子　霍斛

暑熱阻於三焦。

竹葉　飛滑石　杏仁　橘紅　連翹　通草

治利不利小溲，非其治也。

五苓散

肢痹。

蠲痛丹

瘧邪傷氣，乏力用參，奈何。

生益智仁　宣木瓜　煨薑　炒焦半麴　生穀芽　茯苓

脾弱失統攝之司，便溏下洩。

歸身　人參　炙黑草　木瓜　白芍　焦朮

炮薑炭　陳皮

潘按　此證按東垣法治必與補中益氣湯，天士雖心折李氏，升、柴斷不輕用，既棄升舉則無所謂東垣法也。此治矜式繆希雍，以甘藥與酸味合化，夫木瓜、芍藥恍斂濇下利，又補脾益陰，洵為得當之治，與《廣筆記》之旨略無二致，惟醫家習知天士沿承東垣衣缽，實則得力於繆希雍者尤多，希雍闡揚脾陰，天士發揮胃陰，視其用藥則如出一轍耳。

勞傷脫力，能食。

真元飲

程批　「真」當作「貞」。

潘按　蓋以能食故徑事滋養，此則變法東垣而菲枕介賓，學能瀚博，識自精微也。

熱退脘痹，不飢不大便。

杏仁　半夏　連皮　茯苓　厚朴　橘白　炒熟麥芽

程批　連皮茯苓當連，是一味耳。

潘按 諒是餘邪未楚，故續予搜理。如脾氣困頓而致不便不食者，當用甘平流通法，倘胃陰不足致九竅不和者，宜甘寒濡潤之法，此證似屬前者。

風邪作咳。

旋覆　蘇子　川貝母　杏仁　橘紅　薏仁霜

脈微數，藏陰傷矣，沖氣不納，作爲勞嗽。

都氣丸

營痹氣弱，右肢不舒。

黃耆皮　片薑黃　煨薑　於术　當歸身　海桐皮

桂木　南棗

勞傷挾暑。

歸身　半麴　扁豆葉　木瓜　茯苓　炙甘草

瘧止，痹熱渴飲，頭痛，脘悶。

絲瓜葉　飛滑石　連翹　杏仁　白通草　橘皮紅

厚朴　花粉

勞傷營衛，咳嗽寒熱，日久有勞損之患。

小建中湯

氣鬱脘悶。

枇杷葉　橘紅　鬱金　苦杏仁　枳殼　茯苓

暑邪成瘧，脘悶，渴飲。

絲瓜葉　滑石　厚朴　半夏　白蔻仁　杏仁　藿香

橘白

脈細數，豈有陰精不奪乎？以脈論之，虛損已露，自知病因，保真爲要。

水煮熟地　川斛　女貞　天冬　北五味子　茯神

芡實　海參　玄武淨版　旱蓮　金櫻　湘蓮

乾血瘵疾，不易調治。

炙甘草湯

脘積如霞杯，食下膜脹噯氣，邪在脾絡耳，恐延中滿。

生白术　乾薑　厚朴　厚枳實　半夏　茯苓

脾陽困頓，涎沫上泛。

生白术　半夏　枳實　益智仁　茯苓　乾薑

脈細數，陰氣頗弱，夏暑外逼，食減神倦，咳嗆，宜存陰清暑法。

鮮蓮子　霍斛　朱冬　川石斛　川貝母　燈薪　茯神

程批　本方七味，既用霍斛，又用川斛，疑重，當去之可也。

潘按　葉氏用藥大抵六味，故程云「本方七味」，言一味重出也。

嗽減鼻衄，左脈弦。

細生地　生牡蠣　天冬　川石斛　白茯神　藕汁

潘按　是宋方正宗，淵源有自，清潤簡淨，人不可及也。

久嗽，脈數。

都氣丸

陰虧內熱，左脈弦數，乙癸同治。

熟地　川斛　茯神　天冬　牡蠣　女貞

潘按　此平補肝腎之陰，倘延及氣分，損傷脾土，則加入人參、山藥等，即所謂「平補足三陰」法，獨標卓識，人所未曾論及。

暑風作咳。

杏仁　蘆根　通草　桑皮　象貝　米仁

暑濕下利，左脈弦，鼻衄。

藿香　木瓜　炒扁豆　川連　赤苓　廣陳皮

暑熱阻於三焦。

飛滑石　厚朴　木通　淡竹葉　桑皮　苓皮

下焦陰虧，心陽上炎，神煩舌乾，當益陰潛陽。

生地　小人參　棗仁　燈薪　天冬　赤麥冬　茯神
川連

暑風作咳。

絲瓜葉　桑皮　杏仁　薏苡仁　橘紅　蘆根

年五十，精神漸衰，宿癖難以攻滌，只宜兩和氣血緩
圖之。

白朮二兩　茯苓二兩　荊三稜二兩

白蒺藜一兩五錢　青皮一兩　厚朴一兩　桂心五錢

蓬莪茂　大麥芽一兩五錢　片薑黃一兩

潘按　此治係丸方，未載修合法，與尋常辛潤通絡相較，又稍徑庭，
可知承學前賢，不可印定一法也。蓬莪茂下缺分量，想是漏抄，「茂」
乃「朮」訛。

脈弦數，三陰頻虧，法宜填攝。

熟地四兩　線膠三兩　女貞子一兩五錢　龜板二兩

茯神二兩　沙苑一兩五錢　北五味一兩　湘蓮

青鹽一兩　二仙二兩　旱蓮草一兩五錢

程批　二仙有二：一為水陸二仙丹，一為龜鹿二仙膠。此方中已有龜
板矣，則此二仙必屬水陸二仙無疑，合之方案，亦相符葉，乃芡實、
金櫻二味是也，此方本是丸方，並非煎劑，無用現成丸藥摻入之理，

102

乃抄者疏懶，以二仙代表二味耳，然未免太簡，易滋誤會也。

　　已成闔捔大證，又乏力用參，難延歲月矣。

　　白蜜　半夏　生薑汁

潘按　《聖濟總錄》：「治脾胃虛弱，不能飲食，肌體黃瘦，薑蜜煎方：生薑汁、蜜、生地黃汁」。與此方相類，而《聖濟》方多採自晉唐，天士嘗沉酣《外台》，諒此方則濫觴自王燾也。《聖濟》治噎膈，又有昆布丸方，只昆布、杵頭細糠二味，研細用老牛涎、生百合汁、白蜜和丸，含化。方頗奇特，非已毛瘁色夭者定有效驗，程宗齡與天士同時，製方啓膈散：沙參、丹參、茯苓、川貝、鬱金、砂殼、荷葉蒂、杵頭糠。臨床沿用，甚具啓膈之效，蓋亦取法宋方顯而易見。天士此方如能兼合昆布丸意則更爲上乘焉。

　　肝鬱不疏，腹痛竉腕。
　　川楝　吳萸　生香附　青皮　延胡　川黃連
　　暑風濕邪夏鬱，怯風腕脹。
　　藿香　杏仁　茯苓　厚朴　半夏　陳皮
　　暑熱鬱於上焦。
　　苦丁茶　薄荷　赤芍藥　鮮荷蒂　連翹　黑梔皮

潘按　火邪上熾，證見頭痛、目赤之類，可兼用導火下行法，《廣筆記》有載製大黃、黃芩二味研末茶汁下，極其效驗，蓋曲突徙薪，免作焦頭爛額客矣。

　　濕熱下法，溺痛、淋濁。
　　黑梔皮　連翹　飛滑石　木通　淡竹葉　赤苓
　　龍膽草　生草梢
　　陰弱挾暑，頭脹，神倦。
　　竹葉心　川貝　鮮蓮子　燈草心　茯神　赤麥冬

噦噫、拒納，此肝陽上逆，肺胃不降，病屬胃反，治
之非易。

旋覆花　人參　半夏　代赭　乾薑

川連三分泡湯浸炒

潘按　周仲升錄方皆不記分量，偶亦例外，殆待師臨證際，天士鄭重指明分量處則間錄之，大凡醫學師徒傳授皆有此情景。

火鬱上焦，齦痛目赤。

竹葉心　連翹　黑梔皮　飛滑石　赤芍　綠豆皮

勞傷陽氣，風侵背痛。

茯苓片　炙草　生薑　粗桂枝　廣皮　大棗

藏真日就削奪，全賴胃強納穀，精血生於穀食是也。
今晨起身熱，上焦未免暑熱留烙，先宜存陰和陽，暑自却
矣。

人參　麥冬　鮮蓮肉　茯神　霍斛　白粳米

便溏，下血，議用理中法。

陰弱失守，陽升牙宣。

大補陰湯

陽微，濁陰有僭逆之勢，膝冷腿浮，肢麻心悸，法宜
溫之。

苓薑术桂附澤湯

病後營衛不諧，不時寒熱。

小建中湯

氣阻脘痹、發熱。

枇杷葉　半夏　茯苓　生薑汁　杏仁　橘白

暑濕成瘧，脈虛，宜用和法。

104

藿香梗　半夏　連皮苓　杏仁　橘皮白　木瓜
老生薑
暑熱鬱蒸發黃，分到三焦，亦屬正治。
滑石　寒水石　石膏　厚朴　豬苓　連皮苓
草果　杏仁　桑皮　白豆蔻　茵陳　澤瀉

潘按　《溫病條辨》載三石湯：滑石、石膏、寒水石、杏仁、竹茹、銀花、金汁。乃吳瑭據葉氏此類經驗而立方。其它名方如桑菊、銀翹、五汁、增液、清宮、益胃、三仁、沙參麥冬、玉竹麥門冬湯等等悉皆如斯，於本書中俱可一一得到印證。

食物宜節，否則恐延脹滿。
穀芽　半夏麴　米仁　廣皮　茯苓　宣木瓜
炎草　砂仁
清養胃陰。
知母　麥門冬　川貝母　霍斛　甜竹茹　嘉花粉
失血色奪，脈弦，恐其食減。
熟地　白扁豆　北沙參　川斛　白茯神　麥門冬

潘按　因失血色奪而用熟地滋補，在情理之中，恐其食減又不避地黃之粘膩，頗令人費解，按《景岳全書·本草正》云：「地黃產於中州沃土之鄉，得土氣之最厚者也，其色黃，土之色也，其味甘，土之味也，得土之氣而曰非太陰陽明之藥，吾弗信也。」景岳主熟地補益脾胃說，獨具標格，天士從之，於本書中屢屢援引其理，復以實踐證之，篤信此驗，雖與今日臨床習慣相左，而別開生面，耐人尋味焉。

溫熱未淨，不饞妨食。

程批　「溫」字可疑，是「濕」字之誤。

潘按　是書抄寫馬虎，能簡則簡，能略則略，字體亦每不規範，想是門人隨師抄錄以自存，未曾料及二百五十年後乃爲不朽名著也，設當時預知，則必認眞周備如《臨證指南》，然後書已經整飾，非復桂案舊眞矣，由是觀之，渾金樸玉，尤足珍貴焉。

藿梗　穀芽　半麯　川連　木瓜　陳皮
失血，咳嗽，經事不止，漸延乾血。
細生地　穭豆皮　茯神　生牡蠣　川石斛　鮮藕

潘按　宋前生地乃止血主藥，驗方紛繁，數以百計，晉陳延之《小品方》丹皮芍藥湯，《千金》稱爲犀角地黃湯，《聖濟》稱地黃湯，明清從《千金》稱謂，犀角地黃湯遂著名天下，此晉唐生地驗方之一也。又《千金》載「吐血百治不差，療十十差神驗不傳方」，僅地黃汁、生大黃末兩味，驗之臨床，效果確切，較之西藥止血，尤勝一籌。而宋方持生地止血，每與其它自然汁合劑，如生藕汁、生薑汁、生蜜、生惡實根汁、刺薊根汁等等，更以生地汁合藕汁爲習見，天士此治即宋人方之餘緒也。又《本經》地黃「主折跌、絕筋、傷中、逐血痺」，作化瘀之用，即去瘀而止血，晚近則藉爲生津清熱之要藥，通瘀之效逐漸不講，此古今習慣用法之不同也。

陽微自汗。
生菸术　防風根　煨薑　大南棗　生黃耆　淡附
脈弦數。
細生地　天冬　穭豆皮　清阿膠　茯神　鮮蓮藕
暑傷氣，神倦無力。
黃耆片　炙草　宣木瓜　白茯苓　歸身　鮮蓮子
此屬血格，當宣其絡。
枇杷葉　桃仁　瓜蔞皮　枳殼　降香汁　蘇子
鬱金汁　紫苑

潘按　此其所謂辛潤通絡之法，此診審其用藥，亦從繆希雍處得來耳。

飲邪作咳。

苦杏仁　茯苓　白芥子　旋覆花　米仁　橘皮紅

邪阻肺痹，痰腥，漸延肺癰。

葦莖湯

久嗽陰傷脯熱，此屬虛損。

真元飲

程批　當是貞元飲也。

身熱二載，咳嗽咽乾。

玉女煎去牛膝

脈弦濇，體質陰傷，陽浮不潛，咳嗽內熱，法宜填攝藏真。

熟地四兩　川石斛八兩　牡蠣二兩　旱蓮草二兩

山藥二兩　真阿膠一兩五錢　天冬二兩　北五味一兩

茯神二兩　女貞子二兩　湘蓮二兩　麥門冬一兩五錢

潘按　既認定陰傷燥咳，滋陰、填精、收斂、潤燥之藥在所不避，唯其滋潤，方能充養體陰，療虛復損，洵如張杲所謂：「肌肉之虛，猶體之輕虛，如馬勃、通草、蒲梢、燈心之屬是也，非滋潤粘膩之物以養之，不能實也，故前古方中鹿角膠、阿膠、牛乳、鹿髓、羊肉、飴糖、酥酪、杏仁煎、酒蜜、人參、當歸、地黃、門冬之類者，蓋出此意。」(《醫說》)，矧滋潤之藥，可以濡潤肺氣，濕化粘痰，有利於燥痰之咯出，故甘養之於陰傷勞嗽，一舉而數得。天士學驗如此，真獨得古方真傳，非俗套泛論之所可比焉。

熱傷胃陰，知饑妨食，頭脹牙宣。

竹葉石膏湯去參、夏加知母

濕盛，娠洩便血。

茅朮　炙草　茯苓　炮薑　木瓜　廣皮

暑濕鬱於衛，背冷，食下少運。

藿香梗　茯苓　陳皮　半夏麴　杏仁　木瓜

頭脹，鼻衄。

犀角地黃湯加白茅花皮　側柏葉

潘按　不知犀角用量如何？宋時治傷寒熱病，內有瘀熱，鼻衄吐血不止者，用地黃湯(即犀角地黃湯)，犀角一兩，與生地黃等量，故其效如鼓桴，與今日用量不可同日語耳。

暑阻上焦，頭重咳嗽，寒熱似瘧。

絲瓜葉　桑皮　杏仁　飛滑石　橘紅　通草

溫瘧脘悶。

草果　半夏　烏梅　厚朴　橘白　杏仁

食下拒納，此屬反胃。

旋覆花　半夏　吳萸　代赭石　茯苓　川連

溫理陽明。

吳茱萸五錢　川椒三錢　茯苓一兩五錢　附子一兩

潘按　抄方人未注明是作丸藥抑或湯煎，令人生憾，倘屬後者，則附子竟投以一兩，堪與民初川醫比肩，概言葉氏用藥輕靈者，是未曾見到此等方案也。

暑邪發熱，脘悶。

絲瓜葉　藿香　滑石　連翹　白蔻仁　杏仁

厚朴　橘白

此新受暑風，鬱於腠理，與宿糕無涉。

程批　「糕」爲「恙」之誤。

　　細香薷　連翹　杏仁　飛滑石　橘紅　川通
　　邪鬱於肺，咳嗽痰稠。
　　桑白皮　杏仁　橘紅　川貝母　花粉　桔梗
　　沖氣嗽逆，宜治少陰。
　　茯苓桂枝五味甘草湯
　　嘔傷胃絡血來，莫作失血治。
　　鮮蓮子肉　茯神　木瓜　鮮扁豆葉　霍斛　半麴

潘按　尋常胃逆絡血，天士多循繆希雍降氣法治之，此證殆源暑炎熏，火邪乘土，嘔噦煩作而引起血出，故以滌暑清熱和胃爲療，不作失血常例治也。

　　脈數無序，陰陽挾邪難治。

程批　陰陽挾邪不可解，當有脫字，或是「陰傷」之訛。

　　麥冬肉　鮮藕　金釵川石斛　鮮蓮肉　茯神　蜜水
　　炒知母
　　沖脈爲病，逆氣至咽。
　　熟地　伽南香汁　茯苓　黃柏片　澤瀉　白牛膝炭
　　桂心　紫石英

潘按　此方頗雜，乃《千金》、《外臺》遺意也，寒溫並投，燥潤兼施，類似之治，在本書中殊不多見，蓋陰虛兼飲，沖氣上逆，於體宜潤，於病宜燥，故用藥錯雜如斯，其中桂與石英相合，《千金》有治氣上沖不得息、欲死不得臥者，以桂心、石英爲主藥，天士學術淵源可知矣。

飲阻於脘。

茯苓　乾薑　半夏

脘痞不饑，脈沉弦，味酸苦，瘧後致此，宜苦辛開
洩。

川連　人參　枳實　乾薑　茯苓　半夏

吐血，脈空大最不爲宜，恐其暴湧氣脫耳，當靜養爲
要。

熟地　參三七汁　青鉛　鮮蓮子　茯神　川金石斛
牛膝　鮮藕汁

潘按　血證最忌脈急疾不馴，神情煩躁，瞀悶不安，暴湧之變每每逼
在眉睫，臨床屢見不爽。空大者，血脫氣弱使然，倘不復再出，尚屬
順象，而靜心攝養於此進退之際，至爲重要耳。

咳傷肺絡失血。

旋覆花　桃仁　蘇子　冬瓜子　橘紅　杏仁
此暑熱逼入胞絡，神昏亂語，心中熱。

竹卷心　川黃連　鮮蓮子　赤麥冬　白茯神　白燈心
失血，寒熱反止，營衛和矣。

葳蕤　川貝母　鮮藕　茯神　白沙參　霍斛

潘按　血汗同源，失血與腠開邪出義葉，邪去身涼，予育養胃陰收
功。

暑傷氣，作之咳。

杏仁　天花粉片　桑皮　蘆根　西瓜萃衣　川貝

程批　「萃」當作「翠」。

氣弱濕阻，便溏下血。

110

人參　廣皮　炙草　茆朮炭　茯苓　木瓜　炮薑
地榆炭

血隸陽明而來，但脈芤而數，瘻少采，少陰之陰傷矣。自知病因，葆真靜養庶幾扶病延年。

熟地　川斛　麥冬　北參　茯神　扁豆

暑熱鬱於少陽，頭脹偏左，齒痛。

苦丁茶　大連翹　赤芍藥　菊花葉　黑梔皮　夏枯花

暑熱侵於上焦，咳嗽身熱，主以辛涼，肅其肺衞。

鮮絲瓜葉　杏仁　桔梗　活水蘆根　桑皮　花粉

無形暑熱襲於肺衞，咳嗽脘悶。

鮮蘆根　橘紅　桑皮　枇杷葉　杏仁　滑石

熱鬱上焦，頭脹、咳嗽、脘悶。

絲瓜葉　橘紅　杏仁　枇杷葉　桑皮　桔梗

脈模糊，欲成三焦瘧。

竹葉　豆蔲　飛滑石　杏仁　連翹　白通草

左脈弦數，肝陰不足，切勿動怒，他日恐有失血之患，近今妨食噁心，暫和肝胃而已。

生穀芽　茯苓　半麯　宣木瓜　白芍　陳皮

暑濕內陷下利。

益智仁　砂仁殼　木瓜　廣藿香　白茯苓　廣皮

咳嗽失血，脈大而數，由濕邪未淨，延及少陰之損，將來有音啞之變。

熟地　麥冬　鮮蓮肉　川斛　茯神

潘按　濕邪未楚而用熟地，是天士學術之一大特徵，如本書所見，凡咳嗽、納呆、滯下等證後世最忌投熟地者，先生皆無所顧慮，直率而

111

用之，乃葉氏深究古人學驗，博覽唐宋醫方，而後貫通於臨床之精微處，洵爲後世治病尋辟另一蹊徑也。其指微以腎虛陰虧爲前提，其餘標病可姑置之勿論，所謂存體爲要，勿汲汲論病是也。

向來失血，近受暑邪，嘔噁、胸悶、咳嗽，暫降肺胃。

鮮枇杷葉　杏仁　泡淡黄芩　橘紅　茯苓　旋覆花

濕熱內蒸，痹熱渴飲。

苡朮炭　澤瀉　赤苓　寒水石　黄柏　木瓜

經事淋漓，帶下，下體怯冷，心悸。

大熟地　杜仲　人參　紫石英　鹿角霜　沙苑　茯神

巴戟天　桑椹子　杞子　白薇　當歸身

肝陰內耗，不時寒熱，咳嗽失血。

生地　炙黑甘草　生白芍　麥冬　上清阿膠　白茯神

潘按　此所謂顧陰液，須投復脈也，《溫病條辨》所載加減復脈湯，即由天士此等學驗，總結定名而爲不朽名方。

暑熱鬱於上焦，涕流氣腥，主以辛涼。

薄荷梗　絲瓜葉　黑山梔皮　連翹殼　飛滑石　大豆黄卷

閱病原，參色脈，皆營陰不足，虛風萌動使然，法宜甘緩益陰。

人參　枸杞子　柏子仁　茯神　紫石英　酸棗仁

潘按　此案諒係婦科病證，故用石藥，藉以攝納，六朝服散遺風，僅此一線痕跡，另哮喘、久嗽，間亦用之，溫煦下元，頗具益效。魏晉風靡服餌散石，其弊也濫；金元一概廢斥，其弊也偏。蓋各走一極端，皆不可取。

嗽久不已，病不在肺，而在少陰矣，且左脈弦數，法
宜攝陰。

　　熟地　鮮蓮肉　茯神　川斛　左牡蠣　天冬

潘按　無一味治嗽藥，而味味皆是治嗽藥，根本既固則砥柱有賴，不
治肺而肺邪難以肆虐矣。胸無膽識，詎能入手？

　　陰虧內熱，咳嗽咽乾。

　　北沙參固本湯

潘按　北沙參健脾益肺，養陰生津，業師蒼山先生生平篤嗜此味，嘗
謂甘不礙邪，益五臟陰氣，頗切南方稟柔多火體質之用。天士此案以
人參易北沙參，亦有謂焉，《景岳全書》曰：「陰虛而火不盛者，自
當用參為君；若陰偏而火稍盛者，但可用參為佐；若陰虛而火大盛
者，則誠有暫忌。沙參之更替，殆循乎此耶？

　　暑熱未肅。

　　絲瓜葉　連翹　象貝　桑白皮　杏仁　桔梗

　　嘔噁，氣亂於胸，如梗不爽，議苦辛開泄。

　　枇杷葉　白蔻　半夏　橘皮白　杏仁　茯苓

　　肢麻肉瞤偏左，脈澀，此虛風萌動，良由腎精肝血不
足使然。

　　何首烏　白蒺藜　浙菊炭　天麻　枸杞子　桑椹子

潘按　枸杞子《千金方》頗載其驗，其服食法，唐時傳入日本，迄逾
千年猶延綿勿替也。有清王士雄亦具卓識，曾謂：「枸杞子純甘多
液，能補精神氣血之耗傷，凡氣喘吸促、根蒂欲漓者，可加入兩許，
殊勝人參、熟地也。即不因房勞而氣液兩虧，不能受重劑峻補者，余
亦用此法接續其一線之生機，每多獲效。推而廣之，可以養心營，可
以潤肺燥，可以緩肝急，可以補脾陰，其用多矣(《溫熱經緯》)。」極

備推崇，可資參考。天士此方則藉以滋養肝腎精血，以緩肝急，所謂甘味熄風，士雄議論蓋亦有所據焉。

咳甚喉癢。

經霜桑葉　生地　霍斛　天冬肉　上清阿膠　南沙參　麥冬　大麻仁

潘按　此宗喻西昌法治之，若痰黏氣促者，宜從石頑老人變法，於滋潤藥中加入麻黃，以宣肅肺氣，愚意酌加川貝，俾豁痰外達。

陰虧氣燥，失血，食少。
熟地　鮮蓮肉　藕　川斛　牛膝炭　茯神
營虛脅痛。
旋覆花湯　柏子仁　桃仁

潘按　此乃葉氏通絡之正治法也，余於臨床嘗多次仿效，奈效甚鮮，蓋仲景旋覆花湯中用新絳少許，舊稱新絳乃絲織物取猩血染之而成，傳聞如此，今則無焉，習俗間用絳香代之，義理無殊，效自寡耳。

氣弱神倦，知饑妨食。

人參　穀芽　宣州木瓜　茯神　霍斛　鮮蓮子肉

潘按　木瓜今日大抵作祛風濕用，葉氏則賴以健胃助食，此古今之不同習用也。

冷熱不調，陽傷哮喘。
桂苓五味甘草湯加杏仁、乾薑
下利半月，脈澀，此陰暑傷中。
蓽撥　厚朴　茯苓　丁香　益智　廣皮
暑侵少寐，心陽不寧耳。
辰砂拌麥冬　酸棗仁　燈心　細根小生地　鮮蓮肉

茯神

 肺胃不降，咳嗽，嘔噁。

 枇杷葉　橘紅　桔梗　杜蘇子　杏仁　桑皮

潘按　就本書所見，其降肺胃法，十之七八從繆希雍法損益，而仲景麻、桂、青龍諸法頗少應用，想與抄方人暑間待診隨錄有關，非天士學術偏執一隅也。

 食物失調，腹脹，下利。

 生益智　茯苓　大澤瀉　砂仁殼　廣皮　生穀芽

 左脈弦數，陰虧氣熱，咳嗽，口燥。

 生地　茯神　麥門冬　川斛　天冬　鮮蓮肉

 陰虧陽升，牙痛時發。

 生地　天冬　條芩　阿膠　石決　白芍

 脈沉細，脹漸甚，溺赤。

 茯苓　乾薑　澤瀉　附子　白朮　米仁

 理沖不應，得毋肝陽鬱乎？

 越鞠丸

潘按　此殆女科奇經病證，經事不調、痛經之類，天士素主張以苦辛芳香之藥，緩通脈絡，疏達宣痹。本案以效不顯，更弦易轍，轉從丹溪法。可貴者，略無文飾，坦述未效，尋常診語，益信其案之真也。

 瘧雖止，色黃，脈呆鈍，濕未淨耳。

 穀芽　半麴　陳皮　茯苓　木瓜　烏梅

潘按　病後元氣困憊，亦可色黃，彼言濕未淨，必有脘悶、泛惡、納呆、苔膩等憑據，視其用藥則果然也。木瓜、烏梅俱酸澀，似與濕有礙，而木瓜袪暑利濕為專任，矧酸能斂則化，和胃化食與山楂同；烏梅生津止渴，斂肺澀腸，殆兼有下利，故用之。

暑熱阻於中焦。

藿梗　橘白　厚朴　川連　半夏　茯苓

暑傷上焦。

杏仁　通草　橘紅　桑皮　蘆根　桔梗

胃氣不蘇，濕熱內蘊耳。

竹茹　半夏　橘白　枳實　茯苓　金斛

暑阻中焦，發熱，脘悶。

滑石　半夏　厚朴　杏仁　藿香　連翹

哮止，陰虧內熱，氣逆。

都氣丸

熱鬱於肺，咳而咽乾。

桑葉　杏仁　生草　花粉　桔梗　川貝

飧泄半載，脾陽困也。

焦术　木瓜　炮薑　菟絲子　益智　茯苓

濕阻洩瀉。

藿梗　苓皮　腹皮　麥芽　厚朴　廣皮　澤瀉　豬苓

潘按　澤瀉、豬苓不知爲何另起一行，殆與泄瀉同案，姑存其舊例。

絡傷嗽血，脈弦，切勿動怒。

丹皮　生地　穭豆皮　黑梔　茜草　鮮荷藕

少陰腎真下損，沖氣不納爲嗽，擾絡瘀血，金賴胃强納穀。

程批　「金」乃「全」之誤筆。

熟地　參三七　霍石斛　五味　白茯神　鮮蓮子

肺陰已傷，熱神尚熾，咳嗽音啞。

116

程批 「熱神」二字不可通，疑是「邪」字之誤，大概是影抄之故，故多誤畫耳。

補肺阿膠湯

舌黃，妨食，內熱，濕熱鬱於中焦。

藿香　半夏　茯苓　川連　木瓜　橘白

脾呆胃鈍，水穀之濕內阻，食下神倦。

資生丸

潘按 資生丸健脾甚效，《先醒齋醫學廣筆記》初載之。王肯堂曾謂：「余初識繆仲淳時，見袖口中出彈丸(資生丸)咀嚼，問之，曰：「此得之秘傳，饑者服之即飽，飽者食之即饑。因疏其方。余大善之，而頗不信其消食之功，已於醉飽後頓服二丸，徑投枕臥，夙興了無停滯，始信此方之神也(《證治準繩》)〪」自天十之微，孟河醫家習用此丸，飽者令饑，效如繆氏所述，分毫不爽，而饑者令飽，則未之試也。

暑熱鬱於上焦，身熱，頭脹。

絲瓜葉　滑石　杏仁　白蔻仁　連翹　桑皮

霍亂中氣未和，大便如溏如結，苦藥不宜。

人參　穀芽　木瓜　茯苓　乾薑　陳皮

嗽減，溺頻。

都氣丸

脈弦嘔噁，肝胃同治。

旋覆花　半夏　川連　代赭石　茯苓　乾薑

脈數陰虧，氣燥作咳。

桑葉　川貝　白沙參　葳蕤　花粉　地骨皮

脈澀胃痛，此營陰枯槁，絡氣不疏使然。

保元方案

117

柏仁　新絳延　延胡　桃仁　青蔥　麥芽

程批　「延」字衍。

肝鬱不疏，味酸脘悶。

左金丸

陰弱，近受暑風，額痛，鼻塞，宜用輕藥。

絲瓜葉　連翹　杏仁　川貝母　桔梗　桑皮

脾呆，腹膨。

厚朴　茯苓皮　廣皮　麥冬　大腹皮　砂仁殼

氣鬱脘悶。

香附　青皮　鬱金　麥冬　茯苓　橘紅

潘按　此二方似無用麥冬之理，以所用藥習慣推之，必是「麥芽」之
筆誤耳。

脈小，咳嗽、背冷。

杏仁桂枝湯去芍加米仁

久嗽鼻塞，究屬邪鬱於肺。

瀉白散

此勞傷腎也。

還少丹

伏暑，發熱形寒，脘悶、身痛，噁心。

藿香　杏仁　橘白　厚朴　半夏　滑石

瘧後氣弱，神倦無力，議用補中益氣湯。

原方去升麻、柴胡加木瓜、茯苓

潘按　此老於《幼科要略》中稱「柴胡劫肝陰，葛根竭胃陰」，視升麻
亦同虎狼，雖非絕不用升、柴，而每每於成方中去之，不知其說從何

118

而來？據何而發？歷覽唐宋醫方，則柴胡是退熱藥，升麻是清熱藥，葛根是生津藥，與天士之說竟相背之，曲直是非，當以客觀實踐爲準，醫學究非從耳食而來。

肺熱嗽血。

蘆根　鮮冬瓜子　米仁　熟桃仁

舌白胸悶。

杏仁　藿香　半夏　厚朴　橘白　滑石

胸悶妨食，戰慄胈寒，氣弱，伏暑之候，且以和法。

茯苓　煨薑　杏仁　半麯　橘白　藿梗

向有肝風乘胃，陰弱可知，近頭痛轉在右太陽，且鼻衄，上焦未免暑風侵焉。

桑葉　圉圉大藏藕　南沙參　川貝　嘉定大花粉　生甘草

暑伏上焦，身熱如瘧。

燈心　竹葉心　連翹　白蔻仁　川通草

加辰砂益元散

此勞傷爲嗽，脈來弦大，食減則劇。

小建中湯去薑易茯神

頭蒙，短氣少寐，少陰空虛，陽浮不納使然。

桂七味丸

氣鬱脘悶噫氣，病在肝胃。

竹茹　熟半夏　橘紅　枳實　白茯苓　川連　吳萸

泡湯拌炒

少腹瘕聚，痛甚帶下。

泡淡吳萸三錢　紫石英二兩　黑豆皮一兩　桂心三錢

烏鰂魚骨一兩　小茴香五錢　葫蘆巴七錢　茯苓一兩

粗當歸片一兩　巴戟天一兩　川楝子五錢　白薇一兩

明潤琥珀三錢　紅棗去核皮爲丸

頭風數載，不時舉發，邪已入腦俞矣，且左脈沉細，

豈三陽爲患，隸在少陰也，弗至厥陰爲妙。

靈磁石一兩　淡附一兩　牛膝一兩　鹿茸一兩

細辛一錢五分　當歸頭五錢　蔓荊三錢　遠志五錢

茯苓一兩五錢　青鹽一兩　紫巴戟一兩　菊瓣五錢

枸杞子二兩　川斛四兩

潘按　溫腎填精藥中妙入一味細辛，俾深入少陰之邪，透達於膝表之外，所謂網開一面，有所出路也。久病雖屬虛，第邪居亦深，唐人用藥每於補精培元中佐防風、羌活、獨活、乾漆、大黃等驅風通滯之品，是爲通補，無留邪之弊，天士投補，每取斯義，蓋與晚近之崇尚滋膩堆砌又相徑庭矣。本方亦爲丸藥無疑。

熱止嗽盛。

熟地　茯神　北沙參　川斛　麥冬　鮮芡實

潘按　嗽盛用熟地，即所謂金水同治法。《難經》云虛則補其母，乃壯母生子意；《千金方》載《刪繁》勞則補子法，謂「心勞補脾」、「脾勞補肺」、「肺勞補腎」、「腎勞補肝」、「肝勞補心」，指勞者須補益子氣，子氣充旺，必反輔母氣。《本事方》：「勞則當補其子，人所未聞也。蓋母生我者也，子繼我而助我者也，方治其虛，則補其生者……方治其勞，則補其助我者。荀子所謂『未有子富而父貧』同義。」天士嗽證補以熟地，雖謂金水同治，實即勞者補子義，蓋補腎以生肺也。

陰瘧，頭痛、咳嗆。

陽旦湯

氣逆作咳。

杏仁　桔梗　白蘆根　桑皮　通草　枇杷葉

氣弱，右目昏花眶垂，宜益其虛。

參鬚　黃耆　柴胡　當歸身　蕤仁　白芍　升麻
炙草

潘按　投升、柴難得之極，蓋以爲升陽之後，陰液必耗，其實爲印象模糊之說，潔古嚆矢之，後人附會景從焉，此證殆天士不得已而用之。

瘧止、脘痹不饑，咳嗽痰多，此陽傷濕未淨，治以溫洩。

半夏　薑渣　橘白　茯苓　厚朴　杏仁

陰弱，秋燥傷肺血發。金水同治。

熟地　白茯神　清阿膠　川斛　天門冬　麥門冬

潘按　秋氣非獨燥也，經云：「秋傷於濕，冬生咳嗽」。劉完素曰：「大暑至秋分屬土，故多濕陰雲雨也。」（《素問・玄機原病式》）王冰注《素問》亦謂「秋分前六十日……天度至此，雲雨大行，濕蒸乃作。」故《內經》「秋傷於濕」之說，指立秋、處暑、白露三氣俱屬濕土，傷其氣則冬生咳嗽，喻西昌以爲經文錯簡，實則非也。秋分後六十日，萬物皆燥，劉完素稱「秋分至小雪屬金，故涼而物燥也。」故所謂秋燥，皆得諸秋分後六十日之時氣也。以秋燥言之，喻昌製清燥救肺湯，天士主以甘涼潤澤之治，皆指溫燥，多呈火證。然又有涼燥而見寒證者，吳瑭闡發尤豐，蓋以爲秋燥有勝、復之別，「復氣爲火」，以「燥屬金而剋木，木之子少陽相火也，火氣來復，故現燥熱乾燥之證」（《溫病條辨》）。勝氣爲寒則證見一派寒燥之象，亦稱「小寒」或「次寒」，即所謂涼燥。《素問・至眞要大論》：「燥淫所勝……民病左胠脅痛……腹中鳴，注洩鶩溏」，俱寒燥爲證，與溫燥迥異，瑭據經義，持苦溫爲主治秋燥勝氣之大法，用杏蘇散、桂枝湯、桂枝柴胡各半湯

以及製霹靂散(附子、桂枝、丁香、草果、川椒、烏藥、乾薑、雄黃等)
等治療表裏諸證，堪稱立異鳴高，獨樹一幟。其說亦可備一格，以補
喻、葉之缺略焉。

脈澀，背痛，咳嗽。

熟地　杜仲　炒杞子　茯神　歸身　牛膝炭

經漏一載，腰痛帶下，此屬奇經失護使然。

宜用丸劑

調理。近日嘔噁脈弦，先宜降胃。

鮮枇杷葉　半夏　竹茹　大人參鬚　茯苓　橘白

程批　「宜用丸劑」「調理」是一句，當接在「奇經失護使然」之下，
今分作三行，反使人惑不可解矣，宜改正之。

肺滿病，形羸脈微，二氣交衰，治之豈易？所賴者，
第以壯年富強耳。

濟生腎氣丸

瘧來即三日一次，頭痛、咳嗽、渴飲，從手太陰治。

桂枝白虎湯

暑鬱上焦，頭脹、噁心、不饑，當開上焦。

杏仁　蘆根　通草　白蔻　桑皮　橘紅

脈澀

當歸　茯苓　廣皮　煨薑　白芍　炙草　桂心　南棗

經來腹痛，脈澀，宜兩和氣血。

當歸　楂炭　烏鰂骨　香附　艾炭　炒延胡

暑熱傷氣，神倦食減。

川連　木瓜　荷葉邊　半麴　茯苓　廣皮白

122

潘按 按證用藥，當推東垣清暑益氣湯爲宜，而天士此治，專清暑熱，想氣陰未大虛故耳。

勞嗽音喑，咽痛，胃強能納，庶幾帶病撐持。

熟地　茯神　元稻根鬚　天冬　麥冬　川金石斛

陰陽絡熱失血，心悸、脯熱。

細生地　穭皮　天冬　阿膠　大珠菜　茯神

潘按 「陰陽」係「陰傷」之誤。

燥侵咳嗽。

桑葉　川貝　花粉　杏仁　南參　橘紅

復受風邪，嗽反甚，頭反脹，暫以輕藥肅其上焦。

經霜桑葉　南沙參　生甘草　蕨蕤　大川貝母

白元米四合泡湯代水

伏邪發熱。

杏仁　橘紅　桑白皮　連翹　桔梗　川通草

氣弱少運，食減脘悶。

生穀芽　半麴　木瓜　茯苓片　廣皮　川斛

此腎虛腿痛，法宜溫補。

杞子　杜仲　沙苑蒺藜　肉蓯蓉　牛膝　巴戟

羯羊內腎　小茴香

潘按 唐前腎瀝湯補腎，組方龐雜，藥味繁多，此其緒餘也，而精練則過之。

脈浮，身熱頭痛。

桂枝湯加杏仁、花粉、黃芩

潘按 　外邪初起，無汗則發汗，有汗則輕宣，惟以辛散爲治，蓋氣液宜通，熱達腠開，則邪去病癒矣。臨床尋常所見症狀，每每寒熱錯雜，不循風寒、風熱之刻板模式劃一呈露也，故治亦難以純正之辛溫、辛涼劑截然剖別之，此凡嫺熟於臨床者皆深心會焉。本案係傷寒中風，葉氏主以桂枝法調和營衛，然兼見口苦、心煩或稍渴，加黃芩爲陽旦湯，方據《古今錄驗》。益入花粉生津，杏仁宣肺。證遷理移，藥隨機易，活潑潑地，略無陳式格套可言矣。

舌白，身熱、頭脹。

杏仁　連翹　桔梗　蘇梗　枳殼　橘紅

脈弦緊，形凜發熱，頭脹噁心。

藿香　半夏　生薑　杏仁　橘白　厚朴

此腎病也，腹脹腿麻，二便不利，診脈沉細，法宜溫納，理陰中之陽爲主。

天眞丸

潘按 　「陰中之陽」指腎中之陽。趙獻可、張介賓亦言陰中之水虧，陰中之火衰，則陰指命門眞陰，眞陰既病，復有水虧、火衰之異，與葉氏所言非一，未可混同。

燥侵作咳，但左脈弦數，恐絡動失血。

桑葉　南沙參　嘉花粉　玉竹　川貝母　麥門冬

邪壅於肺，日久絡痺嗽痰，胸中痺痛，恐延肺癰。

鮮枇杷葉　蘇子　杏仁　鮮冬瓜子　旋覆　米仁

舌苔尚白，伏暑未肅，仍宜開洩。

鮮藿香　橘白　半夏　杏仁　茯苓

下虛不納，失血便痛，宜攝少陰。

熟地　龜板　川斛　茯神　天冬

脈數，少陰空虛，蕌眞爲要。

124

熟地　川斛　山藥　棗仁　茯神　牡蠣　天冬
黑穀建蓮

養胃陰，穀增，不時形凜，理下焦保之為主。

貞元飲

本為少陰挾邪下利，但舌苔濁膩，脘悶不爽，太陰亦
傷矣，疢勢最險。

真武湯

沖疝。

茯苓　當歸　荔枝核　桂枝　小茴香

痛止脈弦。

香附　半夏　廣皮　青皮　茯苓　麥芽

潘按 殆肝木侮土之胃脘痛。

食物不節，腹膨且痛，臍凸便洩，屬府積也，宜慎食
物。

焦米　砂仁末　神麴　麥芽　楂肉　廣木香　茯苓
廣皮

陰虛之質，因暑熱致嗽失血，復延肛瘍，暑熱乘虛內
陷，釀成陰損矣，穀食不減，用藥庶幾有效。

熟地　山藥　稽皮　川斛　茯苓　丹皮　澤瀉
元稻根鬚

下體熱，肛瘍便血，濕熱鬱於陰分耳。

生地　黃柏　苦參　槐花　牡蠣　稽皮

脈弦。

鱉甲　草果　知母　烏梅　生薑　黃柏

晨起必噦逆，痰多頭暈，當治膽胃。

温膽湯加丹皮、山梔

原屬三瘧，今轉痹熱，陰弱邪鬱耳。

鱉甲　當歸　細黃芩　青蒿　知母　製首烏

脾弱少運，腹鳴且脹。

益智　茯苓　大腹皮　青皮　廣皮　砂仁殼

遺洩，內熱咳嗽，臟陰不固，法宜攝納。

熟地　芡實　女貞子　山藥　雞枳　牡蠣　金櫻子

麥冬　湘蓮　茯神　海參膠　川斛

潘按　此案於咳嗽略無顧及，刻下治其證，必以肺嗽爲先，忌投補澀，治風與天士相去甚遠。蓋彼時尚近明，葉氏承景岳等衣缽，以眞陰爲第一義，五臟之陰氣非此不能充也。補眞陰即所以固元氣，即所以除肺邪也。

伏暑發熱，脘悶。

杏仁　半夏　藿梗　厚朴　橘白　茯苓

潘按　本書所見諸伏暑案，用藥俱甚輕靈，殆過夏即發，邪伏未深，積熱未劇，內濕因新涼引發，故治療以辛芳流動之品爲主。

身熱頭脹。

杏仁　半夏　橘白　厚朴　蘇梗　茯苓

左脈弦，痹熱，知饑，色黃。

青蒿　知母　丹皮　白芍　銀柴胡　鱉甲

瘧後不納，神倦。

穀芽　木瓜　廣皮　當歸　茯苓　半麴　炙草　白芍

下焦空虛，沖氣不納，遇寒則哮喘，非湯藥所能治。

桂七味湯

126

潘按 既云「非湯藥所能治」，似桂七味丸為宜，「湯」字疑訛。景岳云：哮有宿根，遇寒輒發，亦有因勞發作者。所謂遇寒發者，大抵秋分前後，新涼遽加，或時屆穀雨，乍暖還寒之謂，若隆冬嚴寒則哮證反不發，以宿根不耐新寒故也。

營虛氣弱，經事後期，食下䐜脹，心悸少寐，宜甘緩益虛。

黃耆　白茯神　酸棗仁　當歸　桂元肉　柏子仁

肝火挾痰上冒，頭旋，腿麻。

鉤藤　茯苓　金石斛　桑葉　橘紅　半夏麴

不獨陰損，氣亦乏矣，無力用參，奈何？

黃耆　當歸　南棗　黃精　茯神　炙草

潘按 經所謂陰陽形氣俱不足者，勿刺以針，而調以甘藥之治也。

氣弱少運，耳鳴，便泄。

六君子湯加木瓜、荷葉蒂

嗽痰胸痺。

葦莖湯

脊痛失血，屬腎虛不納，葆真為要。

熟地　牛膝炭　茯神　杞子　川石斛　天冬

腎虛，腰痛腿痠，下焦怯冷。

還少丹

癥瘕便血，此饑飽傷及脾胃所致。

絳礬丸

潘按 治脾虛蟲祟、癥積虛黃，驗方有絳礬丸，由絳礬、厚朴、陳皮、甘草等組成。《臨證指南》載蠟礬丸(黃蠟、白礬)，源於《普濟本事方》，治食勞、氣勞，遍身黃腫，久患痃癖諸證，用膽礬、黃蠟、青

州棗三味，稱紫金丹，許學士盛讚其方之驗：「宗室趙彥才下血，面如蠟，不進食，蓋酒病也。授此方服之，終劑而血止，面色鮮潤，食亦倍常。新安有一兵士亦如是，與三百粒，作十服，亦癒。」(《普濟本事方》)近人以許氏此丸治重證貧血，經觀察血像皆明顯上升，或原須定期輸血維持者，亦可持該丸而不再輸血，足證膽礬(硫酸銅)可升高血象，糾正貧血。天士此證勞傷便血，亦古人所謂虛黃之屬，證治殊當，宜其弋獲也。

勞傷血發。

熟地　牛膝炭　茯神　川斛　稽豆皮　藕

咳嗽身熱，脈弦數，陰虛挾邪，勿輕視之。

玉竹　麥門冬　霍山石斛　川貝　南沙參　鮮地骨皮

頭蚊、心悸，帶多。

熟地　紫石英　牡蠣　茯神　萸肉炭　川斛

風邪作咳。

杏仁　南沙參　花粉　桑葉　川貝母　橘紅

胸痹。

小半夏湯加茯苓

痛偏左右，肺氣不宣。

鮮枇杷葉　紫蘇子　土瓜蔞蔞皮　甜北沙參

廣橘紅　白旋覆花

程批　「左」字當是「在」字之誤。

潘按　肺主一身之氣，調氣則血行，血氣流通則痹痛自緩矣，故仍宗繆希雍調氣之法，蓋亦躅痛去病一途徑耳。

脹後成瘧，清陽失曠，飲邪內阻耳。

苓薑朮桂湯

究屬腎病，腎爲胃關，是以食少形倦，自宜溫納下焦爲主，但右脈弦而有力，虛之實，未必無是理也，先宜疏胃益脾。

程批 「虛」字之下似缺一「中」字。

人參　廣皮　穀芽　半麴　厚朴　薑渣

左脈弦數，內熱，咳嗽、痰血，臟陰暗耗，陽動不潛使然。

熟地　川斛　天冬　阿膠　茯神　麥冬

腹痛得食則安，夢洩。

炙草　歸身　茯神　白芍　南棗

脈弦數，先寒後熱，頭脹脘悶，屬伏暑成瘧，當分三焦。

杏仁　滑石　藿香　通草　厚朴　半夏　橘白　連翹

潘按 伏暑成瘧，濕熱氤氳，蒸騰三焦，膠固互結，不能驟化也，故以杏、翹輕宣肺氣，藿、朴、夏、橘芳香流動之品，理中焦之蘊濕，通草、滑石滲利膀胱濕熱，分利三焦，濕邪既除，熱勢自孤。

伏邪下利，脈弦，法宜和之。

藿梗　廣皮　澤瀉　麥芽　茯苓　香附　豬苓　腹皮

填補皆效，復大便頻下，中氣虛甚，乏力用參，奈何。

焦术　菟絲餅　芡實　山藥　炙甘草　建蓮

利止嗽發，氣逆火升，中脘尚痛，陰虧於下，氣阻於中，先和其中，續攝其陰是其治也。

桂枝　淡乾薑　茯苓　炙草

潘按 陰虧火升嗽發，葉氏固不避補陰之味，或前診已經用過，而中脘痛不已，陰藥自宜緩投，暫先溫運中焦，痛停再商其它，唯倘火盛則桂、薑究非所當，殆一時權宜，斡旋中土之用耳。

風襲腦門，巔痛涕溢，最不易治，雖有成法，鮮能除根者。

蔓荊子　川芎　僵蠶　白蒺藜　辛夷　茯苓

潘按 經云：膽移熱於腦，令人鼻淵。此殆其類也，如是火熾，宜加入羚角、桑葉、山梔之類。

左脈弦。
鱉甲　知母　首烏　白芍　丹皮　牡蠣
脈弦數，咳嗽雖緩，尚宜謹慎調攝。
生地　川石斛　知母　阿膠　川貝母　麥冬
氣結有積，能食少運，疏之為主。
阿魏丸
知饑少納，脾氣弱也。
穀芽　半麴　木瓜　煨薑　茯苓　陳皮　炙草　南棗
臟陰久耗，素多鬱勃，厥陽化風，內燔擾土，為洩為熱，宜用甘緩化風法。
炒焦白芍藥　炙黑甘草片

潘按 陰液消涸，厥陽化風之證，天士每治其本，擅用甘藥以化其風，《臨證指南》謂之「甘味熄風」，此前人之罕論及也，其治法則有甘濡、辛甘、酸甘、甘鹹、甘涼等種種不同，本案苦熱熾、下利，取酸甘化陰最為允當，可以斂陰緩急，洩熱止利。

伏暑成瘧，神識不爽，良由邪盛故耳。
竹葉　杏仁　滑石　連翹　蔻仁　厚朴　半夏　通草

潘按　吳瑭《溫病條辨》三仁湯，即由天士此類方治加入苡仁而定名，從此遂爲治溫不朽名方矣。

　　脈弦濇，舌苔膩，濕邪阻於中焦，木火不能疏洩，濕火內蒸，升降之機失職，爲之脹滿，法宜疏之。

　　香附汁　廣皮　藿梗　小青皮　茯苓　川連

　　脈沉弦，腹膨不饑。

　　川楝子肉　雞肫皮　香附汁　赤麥小芽　青皮汁
　　山楂炭

　　咳嗽失血，右脅痛引，陰先虧而先宜理其絡痹。

程批　「而」字不可解，當是「耳」字，抄方者耳聽之誤也。

潘按　「而」亦可作助詞，表語氣，義與「耳」類，清人有相通用者，故「而」字下句斷即可理解。

　　紫蘇子　桃仁　枇杷葉　冬瓜子　茜草　薏苡仁

　　精關不固，耳鳴少寐。

　　靈磁石　沙苑　青鹽　湖蓮　金櫻子　五味　熟地
　　茯神　線魚膠　芡實　遠志　覆盆

　　陰傷腹痛。

　　黃芩　茯神　白芍　知母　牡蠣　丹皮

　　左脈弦數，嗽逆、氣急、盜汗。

　　河車　龜板　川斛　芡實　天冬　茯神　熟地

　　牡蠣　五味　阿膠　山藥　湘蓮

潘按　今之慢性氣管炎、肺心病及肺結核、肺功能不全者，葉氏每籠統論治，輒作陰虛勞嗽對待，只與呈飲邪表現者如形寒、浮腫、白痰等區別治之。天士療病，重在圖本，標每忽之，故治則奇，常出人意表，選藥精專，少游移斡旋之味，此則其治療之一大特色也，刻下有

131

廣絡原野之好，非時醫之不及前賢，蓋藥輒罕效，非多多益善不可也，其咎在誰歟？

脈弦數，咳嗆失血。

淡黃芩　桑葉　川貝母　真阿膠　南棗　細生地

嗽久失血、音瘖，由外邪傷陰，陰枯則陰浮上亢，爲少陰損也。

細生地　元稻根鬚　人中白　玄參　雞子白
粗旱蓮草　白桔梗　生草

開肺不應，從陽失流行治。

桂枝　茯苓　白蜜　煨薑

診脈軟，心悸不耐煩，營虛氣怯甚矣。

淮小麥　茯神　炙草　炒白芍　棗仁　建蓮

濕去熱未已，面熱舌黃。

川黃連　廣皮白　金斛　熟半夏　綿茵陳　茯苓

右脅癖積，攻逆腹痛，不能納，邪在陽明之絡，日久有腹滿之累。

薑渣　肉桂　炙草　厚朴　茯苓　廣皮

哮逆不得臥，脈弦。

桂苓五味甘草湯

潘按　天士治咳嗽、哮喘，或作飲治，主以溫藥；或作燥咳治，主以潤澤。其大端如此。本案哮喘則依飲邪治。前三十年，凡咳嗽、哮喘，臨床呈飲者居多，當時名家持小青龍湯、苓桂朮甘湯、腎氣丸等頗獲效驗，一時以爲凡嗽、逆者皆痰飲作祟也，置燥痰燥咳如虛設，惟咽癢不適等，芥蒂小疾，治以潤燥之品而已，視阿膠、熟地等味與痰、喘宿痾枘鑿不相入也。近二十年來，世殊人異，若臨床膠著溫化之治，非徒痰不能出，喘不能平，咳不能止，而病者津液日涸，尫羸

畢至，痰喘日益猖披焉。究其因，殆運氣不齊故耳，昔賢吳瑭著《三元氣候不同醫要隨時變化論》，六十年甲子爲一元，上、中、下三元各一甲子，三元氣候變化亦猶四時氣候之不同，「上元之名醫，其用藥必能合上元之氣；中元之名醫，其用藥必能調中元之偏；下元之名醫，其用藥必能矯下元之弊」。以燥證而言，據吳氏體會，「予一人之身，歷中元則多火症，至下元則多寒症、燥症，豈可執一家之書以醫病哉？」竊以爲痰、喘之變異亦類乎斯，三十年前寒飲爲多，而今則燥熱爲多，三元遷移，寒、溫演繹，醫人尤不可膠柱以鼓瑟也。天士當時，燥熱尚多，故治嗽輒以甘涼滋潤之藥，後世不明三元之變，或時屆太陰、少陰司天之歲，滿目寒飲爲患，只知溫化而難識其用藥之奧旨矣。

子後咳逆嗽甚，汗多脈細。

都氣丸

脈細，形神疲倦，顯是命門真火式微，爲之痹脹肺滿，王宇泰謂益火之源以消陰翳，正此候也。

程批　「王宇泰」應是「王太僕」，抄方時耳聽之誤也。

濟生腎氣丸　午後用運理中陽法
人參　茯苓　附子　茯朮　乾薑　益智
脈象平和，熱退頭暈，宜調肝胃。
青蒿梗　丹皮　知母　半夏曲　橘紅　茯苓
身熱頭痛，身疼無汗，脈弦。
小柴胡湯去人參
久洩腹滿，下焦怯冷，經數載餘，述起產後，此傷在衝任矣。用藥自以溫納，惟恐病深難復。
鹿茸　淡附子　人參　赤石脂　川椒　葫蘆巴　炮薑
補骨脂　桂心　茯苓片　肉蔻　菟絲子

煩勞傷營，心悸，脘痛。

人參　當歸　桂心　煨薑　茯神　白芍　灸草　南棗

潘按　其脘痛必食後能緩，故用甘藥。

咳嗽痰血氣腥，邪陷於肺絡。

葦莖湯

努力傷絡失血。

丹皮　生地　桃仁　牛膝　橘皮　茜草

咽痛舌辣，晡熱，無一非陰枯陽熾也。

生地　阿膠　左牡蠣　天冬　茯神　雞子黃

三瘧，色黃，脈弦偏右。

草果仁　生薑　知母　烏梅

寒熱咳嗽。

桂枝湯加花粉。

此肝火上冒耳，當養陰洩陽為主。

羚羊角　桑葉　細生地　石決明　丹皮　浙菊炭

潘按　宋人持羚羊每作清熱解毒用，如《聖濟》羚羊角湯(羚羊、射干、麥冬、升麻、蘆根、芍藥、木通)治熱病後，餘熱上衝，口舌生瘡；又如升麻湯(升麻、羚羊、木通、芍藥、蘆根)治傷寒後咽喉疼痛，毒氣上攻。葉氏之後，羚羊專作平肝熄風藥，凡熱毒證則從不問津焉，此古今用法之不同，殆後世物稀價昂故耳。細究天士之診，仍作肝「火」治，古意猶存，其後即由肝火轉移為肝風專用，天士乃此間承先啓後之關鍵人物也。

和營宣氣。

柏子仁　歸身　香附子　山梔　棗仁　廣橘紅　撫芎

134

陳神麴　麥芽　丹參

嗽而嘔噁，肺胃不降耳。

枇杷葉　橘紅　茯苓　旋覆花　杏仁　竹茹

潘按　嗽而嘔噁，乃肺胃之氣不降使然，故天士宗希雍調氣降氣之治。此證於喻西昌視之，皆屬燥邪為患，《素問》：「諸氣膹鬱，皆屬於肺；諸痿喘嘔，皆屬於上」。喻氏以為「諸氣膹鬱之屬肺者，屬肺之燥……諸痿喘嘔之屬於上者，上亦指肺，惟肺燥甚，則肺葉痿而不用，肺氣逆而喘鳴，食難過膈而嘔出，三者皆燥證之極者也(《醫門法律·秋燥論》)。葉案此證，嗽而嘔噁，西昌責之燥邪致病，理所當然，專用清燥救肺湯治之，阿膠滋膩亦不避也，說來固頭頭是道，然嘔噁而用阿膠，終不免潤澤未效，嘔噁先已轉劇，此過猶不及也，天士究非依傍門戶之比，其學則勤求古訓，博采眾方，歷代名家學驗，羅貫心胸，為我所用，論治呈此案，則衿式古賢而易轍西昌，洵令人折服焉。

脈右數。

羚羊角　川貝　菉豆皮　石決明　天花粉　桑葉
生甘草　細生地

脈弦數，少腹氣衝，映背交痛，此高年陰血槁枯，少陰腎氣不攝，勢欲為奔豚，法宜溫養下焦。

茯苓　紫石英　小茴香　杞子　川楝子　柏子仁

風侵作咳，身熱。

杏仁　橘紅　桑皮　蘇梗　通草　桔梗

脈弦，不饑少納，濕痰阻於中焦耳。

半夏　乾薑　橘紅　茯苓　枳實皮　厚朴

營枯氣阻，胃痛。

當歸　新絳　柏子仁　延胡　桃仁　桂圓肉

潘按　此辛潤通絡法也，辛以散結通絡，潤以滋營濟枯，前人未見論及，天士淹貫眾說，又探賾索隱，於臨床細微處獨多闡發，是高過有明諸賢處也。

陰虧陽動，失血。

細生地　大淡菜　茯神　穭豆皮　天門冬　藕汁

潘按　清潤之劑，加入淡菜，氣腥殊難入口，徐靈胎微詞在前，良有以也，宋人治血證，專用藕汁。

熱傷氣，作之咳。

桑葉　川貝母　青蒿　南參　天花粉　骨皮

勞損嗽甚，氣急。

都氣丸

疝後肢冷汗洩，濁陰上干，陽乃傷矣，是以妨食脘悶，大便不行，從火虛治。

半硫丸

脈數不寧。

歸身　人參　炙草　木瓜　白芍　茯苓　廣皮　半麴

嗽咳胸引痹痛，小溲頻數，肺陰漸涸矣。

麥冬　甘草　地骨皮　北參　玉竹　川貝母　白芃

米煎湯代水

午後背凜頭暈，餘邪未盡。

鉤藤　金石斛　茯苓　桑葉　廣皮白　半麴

弦勁脈長，心悸嘈雜，此肝陽化風，沖激陽明所致，良由少陰不充，無以涵木耳。

熟地　茯神　栢子仁　川斛　牡蠣　淡天冬

中脘有形如梗，摩之汩汩有聲，據述不時舉發，此屬

136

肝積耳。

　　厚朴　薑渣　白蒺藜　肉桂　茯苓　廣皮白

下利紅積，腹膨。

　　焦术　廣皮　炮薑　茯苓　木瓜　益智

潘按　下利紅積，總屬邪滯回腸，瘀積蘊結，調中和胃恐難取效也，蓋宿根不除，焉能戈獲？《臨證指南》所見諸案亦大略如此，偶用大黃，輒經制熟，推蕩之力既盡，於積何補？張從正云：「病之一物，非人身素有之，或自外而入，或由內而，皆邪氣也。邪氣加諸身，速攻之可也，速去之可也（《儒門事親》）。此邪去而元氣自復之理，於外邪濕熱，瘀結利、積諸證尤爲切合，天士此證治療不免流於輕泛，是亦缺略處也。

　　濕痰上阻，咳逆不得臥，瘀阻嗽始卹。

　　杏仁　旋覆花　白茯苓　薑汁　半夏　蔞瓜霜

　　白蘇子　竹瀝

程批　「蔞瓜」當作「瓜蔞」。

　　知饑不納，宜攝胃氣。

　　大麥仁　茯苓　廣皮　金石斛　半麴　木瓜

潘按　凡胃呆不納，半麴、木瓜幾爲必用之品，亦天士隨手用藥之一特點也。

　　熱鬱於肺。

　　薄荷　花粉　杏仁　桔梗　連翹　甘草

　　且疏肝氣之鬱。

　　香附汁　川楝子　桃仁　大麥芽　柏子仁　橘紅

　　左脈弦。

何首烏　茯神　巨勝子　穭豆皮　枸杞子　桑葉
菊花炭　酸棗仁

飲冷傷陽，下體怯冷，氣逆嗽血，法宜溫納。

桂七味丸

濕神阻於上焦，不饑少納。

程批　「神」是「邪」之誤。

杏仁　蘇梗　枳殼　厚朴　橘紅　半夏

風熱作咳。

杏仁　桑皮　蘆根　橘紅　桔梗　通草

陰傷，氣阻脘閉，嗽逆氣急。

熟地　茯神　丹皮　牛膝炭　川斛　牡蠣　澤瀉　穭
豆皮

潘按　不用一味化痰寬胸藥，是此老膽識皆備，獨具隻眼處，寧不令庸醫相顧卻走邪？蓋痰祟則氣阻，氣阻則脘悶，嗽逆氣急一時俱作也，惟此痰非濕聚之飲，乃病由陰傷津涸，令痰中水液亦缺如，而為黏稠難化之燥痰也，非滋潤之藥充其水液、稀釋痰結不能治也，此天士用藥之與他人相左處。

伏熱作咳。

桑葉　川貝母　杏仁　南參　天花粉　梨汁

身熱，頭痛、渴飲，脈浮弦。

蘆根　連翹　杏仁　桑皮　花粉　通草

發熱，舌黃脘悶。

淡豆豉　黑山梔　枳殼　土蔞皮　扁杏仁　桔梗

先卻風疹之邪。

薄荷　連翹　生草　射干　大力　桔梗　花粉　赤芍

138

伏暑，發熱、脘痞。

藿香　半夏　廣皮白　杏仁　厚朴　萊菔汁

勞傷伏邪，發熱身痛。

當歸　炙草　廣皮　青蒿　白芍　茯苓　半麯　黃芩

中陽困頓，濕飲內阻，脘痛、飧泄、咳嗽，法宜溫陽。

苓桂朮薑湯

精洩後尿血，陰傷氣失宣化耳。

琥珀屑　細生地黃　粗木通　甘草梢　大黑豆皮
淡竹葉

潘按　諒有尿痛，故作化療、導水之治，倘無痛則咎在陰虛，當以補陰攝納為主。

時病傷陰，陽浮不潛，神識時清時昏，脈來弦數，宜益陰和陽。

生地　丹參　茯神　飛金　犀角　赤麥冬　燈珠
廉珠

潘按　據此等學驗，吳瑭訂為清營、清宮諸湯，載諸《溫病條辨》中，後世奉為治溫之圭臬焉。

程批　「燈珠」可疑，或「燈心」之誤歟？

心腎不交，心悸內怯，陽痿不舉。

淮小麥　棗仁　遠志　柏仁　龍齒　建蓮

濕阻身痛。

台朮　粗桂枝　薏苡仁　茯苓　晚蠶砂　木防己

四旬有二，鬢鬖鬚白，未老先衰之像，良由陽氣式

微，是以痰飲泛溢，仲景謂治痰飲以溫藥撤之，蓋以陽微陰乾耳。早服金匱腎氣丸，去桂、膝加沉香、萆薢，晚用外臺茯苓飲去人參。

程批 金匱腎氣中無牛膝，此云去桂、膝者，乃濟生腎氣丸也，先生偶然誤記耳。

潘按 讀仲景書，用仲景法，不必守仲景方，殆此義也，先生歷來不死執成方，不呆誦經文，故偶引經旨，每爲大椿所譏，蓋非著述家而臨證倉促，似未可苛求也。然本案言金匱腎氣丸去膝，則罅漏已成，實難補苴耳。

瘧止，脾氣未振，知饑少運，噫氣。

生穀芽　半麴　新會皮　宣木瓜　茯苓　砂仁殼

陽浮不潛，寤多寐少，神煩汗洩。

生地　茯苓　天冬　川斛　牡蠣　柏仁

中脘脹而高凸，陽痹濕阻使然。

厚朴　杏仁　橘白　茯苓　枳實　乾薑

脈不寧靜，陡然失血，陽升擾絡使然。

藕汁　茜草　細生地　茯苓　牛膝　霍石斛

伏暑濕成瘧，脘悶。

藿梗　茯苓　半夏　厚朴　廣皮　杏仁

飲邪作咳。

茯苓　杏仁　炙甘草　桂枝　米仁　老生薑

氣阻，胸悶、脘痛。

枇杷葉　枳殼　橘紅　杏仁　桔梗　茯苓

脘瘩嘔噁，吐涎沫，水飲內結，中陽不宣使然。

川連　半夏　枳實　乾薑　茯苓　橘白

脈弦，飲逆作咳。

桂苓五味甘草湯

此精虧也，法當溫養填補。

線魚膠　羊內腎　覆盆　湘蓮　龜板膠　北五味
沙苑　青鹽　好貞子　海參膠　茯神

咽痛時發，由火熱上炎耳。

玄參　射干　連翹　桔梗　桑葉　川貝

氣鬱胸悶。

枇杷葉　橘仁　杏仁　土蔞皮　桔梗　通草

咳嗽少寐，陰虧氣燥所致。

玉竹　南沙參　茯神　川貝　霍山斛　骨皮

色脈皆不安，胃強能納，庶幾望其瘥可。

人參　益智　炒穀芽　茯苓　廣皮　宣木瓜

病後食物不潔，下利。

益智仁　廣皮　大腹皮　砂仁殼　茯苓　廣藿香

濕阻，下利腹痛。

厚朴　廣皮　香附　藿香　茯苓

陰虧氣熱。

生地　粉丹皮　白芍藥　澤蘭　穭豆皮　柏子仁

潘按　「澤蘭」疑「澤瀉」之誤。

帶多，腰痛。

熟地　鹿角霜　杜仲　沙苑　枸杞子　白薇

脈澀，心悸、內熱。

生地　白薇　柏子仁　條芩　穭豆　茯神　左牡蠣
白芍

141

風痰鬱於肺衛，咳嗽，鼻塞不利。

杏仁　桑皮　橘紅　前胡　桔梗　薑皮

伏暑痺瘧，汗多脈細。

生穀芽　木瓜　烏梅肉　半夏麴　知母　細青蒿

潘按　本案汗多脈細，陰液耗傷，故清暑中兼酸味斂陰。《古今醫案按》載天士治伏暑案，始終用清暑利濕法不移，而獲大效：「葉天士治一人，年二十歲，夏日咳嗽，時帶血出，常發寒熱，飲食減，身漸瘦，口不渴，行動時或仆地，有日輕，有日重，牙宣齦腫，晨起則血膠厚於齒齦上，脈細帶數，群以弱證治，二地二冬等滋陰藥遍嘗不效。葉以蘆根、滑石、杏仁、苡仁、通草、鉤藤、白豆蔻，囑云服二十帖，全癒矣，若不滿二十帖，後當瘧也。其人服十帖已霍然，即停服。十月中，果發瘧，仍服前藥而瘧癒」。

動怒肝逆，絡鬆失血。

蘇子　丹皮　牛膝炭　桃仁　鉤藤　黑山梔

胃痛便難，脈澀，營虛絡痺，恐延關格。

旋覆花加柏子仁、瓜蔞皮、桃仁

程批　「旋覆花」下當有一「湯」字，此字不能少也。

潘按　此證良非朕兆，症結在「脈澀」兩字，胃痛、便艱尋常見之，脈澀則瘀結焉，枯涸焉，精氣弛壞焉，先生言簡意賅，遣詞殊切，惟不稍修茸耳。研讀者深思意會，必有得也。

濕伏、蒸熱，下利。

木瓜　茯苓　陳皮　半麴　藿香　荷邊　炙草　穀芽

脈澀下利，少腹㽲唧，此陽微積著使然，法當溫通。

焦术　菟絲餅　肉桂心　葫蘆巴　沉香汁

久嗽，失血。

熟地　扁豆　甜北沙參　川斛　茯神　炒鬆麥冬

陰損及陽，寒熱日加，脈數形瘦，其何以理。

貞元飲。

潘按　用貞元飲必是勞嗽咳逆之證，揆之今日臨床，其病乃慢支、結核等慢性肺部疾患之繼發感染也，因寒熱而脈數，由消耗而形消骨立，貞元飲是圖本之治，顧標之藥如清熱，化痰等等，似不可一味無焉。

　　寒熱後食物失宜，中氣反困，食不甘味，神倦無力，法宜和之。

藿香梗　厚朴　茯苓　木瓜　砂仁末　穀芽　半麴
廣皮

脈小，利止，食少。

益智仁　煨薑　穀芽　半夏麴　茯苓　木瓜

努力傷絡，寒熱脅痛。

當歸　紅花　茯苓　五加皮　秦艽　桂木　松節
桑寄生

風熱壅於肺衛，咳嗽鼻塞。

桑皮　蘆根　象貝　桔梗　通草　花粉

頭痛、身熱、渴飲。

桂木　木防己　杏仁　豆卷　天花粉　厚朴

潘按　風濕束於衛表，故見症用藥如斯。

　　陰弱氣燥，化熱遍絡，嗽血，心中辣熱，宜用甘藥和之。

葳蕤　南參　茯神　川貝　霍斛　鮮藕

保元方案

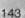

143

潘按 甘寒之藥，補養胃陰，土氣生金，肺燥自緩。

　　脾陽呆鈍，食下少運。

　　焦术　生穀芽　廣皮　小青皮　木瓜　炒米仁　茯苓
炒神麴

　　營血暗耗，心悸、食減。

　　淮小麥　生白芍　棗仁　白茯神　炙甘草　柏仁

　　失血每入秋發，脈細澀，屬陰虧，氣不收肅，擾絡致
此。

　　酸棗仁　白茯神　丹參　柏子仁　穭豆皮　建蓮

潘按 秋發咳、喘、痰、血諸患，大抵在秋分前後，秋分前濕土主
令，秋分後燥金司氣，濕、燥殊別，轉折在秋分，蓋人於氣交之中，
驟然難以適應，不耐於燥，其傷在肺，於是肺系諸恙次第作焉，唯以
潤燥，可以緩肺之急，亦應承運氣自然而已。

　　寒熱後不能寐，舌乾，胃氣不和耳。

　　竹茹　茯苓　木瓜　半夏　金斛　知母

　　濕邪阻於中焦，蒸熱，脘悶、腹膨，法宜苦辛開洩。

　　杏仁　藿香　白蔻　檳榔汁　厚朴　半夏　廣皮白

　　勞嗽氣逆，胃氣不減，帶病延年，不必見嗽見血用藥
治之。

　　都氣丸。

潘按 程批原句「血」後句斷，今去句號，原意指不必見嗽治嗽，見
血治血，當理其腎陰虧涸、不能攝納之本也，若血後加句，則治意不
明矣。

　　客邪發熱、作咳，脈來細小無力，則屬淹纏之候。

　　桂枝湯加玉竹

144

脈弦澀，體質陰虧，陽易外浮，不時寒熱，咳嗽失血，宜益陰和陽。

虎潛丸

潘按　陰虛陽浮，寒熱、咳嗽、失血之證，用虎潛丸治，出人意表，因嘆先生學術之不可端倪也。余於此案嘗戲爲推藥，據方則無非沙參、霍斛、生地、葳蕤、桑葉、參冬之類，結果無一味相合，究其因，或先生當時臨診，患者別有足痿無力等症，案中未及寫入；或病家不願湯劑，求服丸藥；或將遠行，求補精壯骨之劑等等，臨時變通以治之，蓋俱非三百年後所能臆測也。不過虎潛育陰補精亦爲的當之法，惟瑣陽一味稍嫌助火，於嗽血之證恐非所宜矣。

脈沉弦，陰邪內鬱，厥陰、陽明不能疏洩，與浚浚下利不同。

來復丹

潘按　來復丹(硝石、硫黃、玄精石、五靈脂、青皮、橘皮)初見《太平惠民和劑局方》，治夏季恣食生冷，暑邪內伏，霍亂吐瀉等證。許叔微於《普濟本事方》中頗推崇之，稱：「此藥治榮衛不交，養心腎不升降，上實下虛，氣悶痰厥，心腹冷痛，臟腑虛滑，不問男女老幼危急之證，但有胃氣無不獲安，補損扶虛，救陰助陽，爲效殊勝，常服和陰陽益神，散腰腎陰濕，止腹脅冷疼，立見神效，應諸疾不辨陰陽證者，並宜服之。中暑昏亂，煩躁垂死，急用新汲水，調五苓散下五十粒，立活。」其實，此方乃魏晉服石之緒餘也，能補接眞氣，驅散陰寒之邪，以治辛然霍亂、心腹冷痛等症，尋常瀉利，陰虛體質則絕不宜問津焉。

瘧後嘔噁、頭腫，怕正虛難任。
藿香　杏仁　橘白　厚朴　半夏　茯苓
風動心悸、嘈雜。

淮麥　炙草　桂枝　牡蠣　茯神　南棗　龍骨　棗仁

久嗽傷營，形瘦，食減。

小建中湯

食減，少寐。

穀芽　棗仁　半麯　茯苓　建蓮　橘紅

下利後時有頭暈神迷，利傷下焦之陰，厥陽有上冒之機，法宜攝陰。

六味去萸肉加牡蠣

咳引脅痛。

旋覆花　苡仁　桃仁　冬瓜子　橘紅　青蔥

潘按　此仲景旋覆花湯、千金葦莖湯之損益，以治絡病之呈肺癰傾向者。方雖是舊，弘之唯新。

伏暑間瘧，脘悶不爽。

藿香　半夏　杏仁　厚朴　橘白　生薑

脈尚弦。

細生地　丹皮　茯苓　穭豆皮　牛膝　川斛

貧病饑寒，不能調攝，用藥有何益邪？

穀芽　新會　木瓜　煨薑　茯苓　半麯

包晦，脘悶腹痛，此冷濕內著，陽氣怫鬱使然。

杏仁　藿香　茵陳　厚朴　茯皮　橘白

潘按　陽氣怫鬱之論，劉完素發揮最多，其論傷寒發熱云：「寒傷皮毛則腠理閉密，陽氣怫鬱不能通暢而爲熱也(《素問玄機原病式》)」；論轉筋則云：「外冒於寒而腠理閉密，陽氣怫鬱，熱由內作，熱燥於筋則轉筋也(同上)」。此蓋言寒則堅密，陽氣不能通暢、鬱而化熱之理也，亦六氣皆從火化機理之一。天士此案宗完素之論，而證猶未化火

146

熱，因陽氣不能敷布，令色晦、腹悶、腹痛也。

神識雖清，脈象殊數。

生地　生左牡蠣　龍骨　棗仁　茯神　淡天冬　建蓮
柏仁

潘按　恐是前下利神迷案之續診。

濕從下受，腫由足起，延及腹滿，食下脹痛，便溏不
爽，脈來弦澀，其源起於三陰，而募原臟絡痹不疏，宜從
先治標之旨議法。

大針砂丸

寒熱卻，脘中悶，疏其肝胃。

香附　茯苓　青皮　大麥芽　半麯　新會

脈不流利，氣血痹矣。

柏仁　當歸　桃仁　延胡　香附　蘇梗

晡熱月餘，陰分漸傷，恐延勞怯。

真元飲

程批　「真」當是「貞」。

風熱上侵，身熱作咳。

杏仁　花粉　桔梗　連翹　桑皮　薄荷

氣鬱不宣，脘痹不饑。

金石斛　半夏　枇杷葉　廣皮白　杏仁　枳殼

下利，脈小而遲，食物不節，脾陽戕矣。

焦术　茯苓　蓽撥　乾薑　益智　新會

痰飲內阻，陽失流行，晨起噁心，身痛、便溏。

菸术　橘白　乾薑　茯苓　半夏　枳實皮

遺精腰痛，下體怯冷。

沙苑　肉蓯蓉　茯苓　緣魚膠　鹿霜　羊內腎　杜仲
補骨脂　菟餅　覆盆子　巴戟　胡桃霜

舌白膩，咳嗽，入暮寒熱，復感新邪耳。

杏仁　桔梗　桑白皮　藿香　橘白　老薑皮

食下嘔噁。

溫膽湯

腹痛下蛔，上泛酸水，此蛔病也，宜忌甜物。

安蛔丸

潘按　因甜物助濕，而資生蛔也。亦不盡然，要在忌生冷不潔之物。

氣弱神倦，陽痿，氣由精虛使然。

緣膠　羊肉腎　杞子　沙苑　菟絲子　茯苓

邪未盡洩，肺氣不降，咳逆短氣。

枇杷葉　蘇子　橘紅　薏仁霜　浙苓　杏仁

饑飽不調，中陽飲停，脘痹不饑，沫泛溢，宜理陽明。

外臺茯苓飲去朮易半夏

脈遲便血，心中嘈雜，由操勞使然，傷在心脾。

歸脾湯

氣弱不能運，腹痛由自而來。

人參　菟絲餅　茯苓　薑炭　焦朮　益智仁　新會
穀芽

飲逆，嗽不得臥。

杏仁　茯苓　橘紅　厚朴　半夏　苡仁

濕阻不洩，脘痹不饑。

148

杏仁　半夏　茵陳　萊菔子　厚朴　廣白　苓皮
檳榔汁

間瘧脘悶。

草果　半夏　生薑　厚朴　苓皮　烏梅

脈長尺垂，下焦藏真不固，陽浮血溢神倦，屬虛損，
非瘵也。

兩儀煎

潘按　人參、熟地二味，名兩儀膏，乃景岳新方也，其「新方八陣」
云：「治精氣大虧，諸藥不應，或以克伐太過，耗損真陰。凡虛在陽
分而氣不化精者，宜參朮膏；若虛在陰分而精不化氣者，莫妙於此，
其有未至大病而素覺陰虛者，用以調元，尤稱神妙。」

水火上炎，頭旋，不耐煩勞。

細生地　丹皮　胡黃連　石決明　黑梔　牛膝炭

藏陰暗耗，氣浮膚熱，脈數腹膨，陰虧漸及陽位，此
屬虛損，最不易治。

豬肚丸

正弱滯下，法宜和之。

厚朴　茯苓　廣皮　人參　炮薑　木瓜

潘按　先生治此等滯下，似稍嫌輕巧，蓋王道法之餘緒也，清代特
盛，時代影響使然，非天士一人而已。古人重視蕩滌腸滯，積去則病
癒，唐宋方書初起議攻，久病慣澀，乃治痢一定法程，然久痢亦每蘊
垢積，蓋回腸屈曲，藏污納垢所也，攻逐不易一舉藏功，間或數下而
始鏟根者。有明孫一奎，宣揚命門動氣、三焦相火諸說，卓有成就，
而其治案則尤其特色，滯下證治，善從瘀血積滯悟出，放膽攻擊，精
彩紛呈，可補清代「和平藏拙」之不逮，晚近每忽其驗，殊稱憾焉。

149

此木鬱也，擾陽明則吞酸嘔逆，法宜疏之。

越鞠丸

客邪咳嗽，今脈右弦數，嗽盛汗洩，上病延及下焦矣，是以音漸失也。

都氣丸

潘按 伏其所主，是外感而致下焦陰傷也，故客邪咳嗽而不避地黃、五味，晚今臨床每以有戀邪之虞，棄而不用，讀此等葉氏案，寧無借鑒者乎？

濕阻發黃，腰痛，溺赤。

台术　小赤豆皮　茵陳　米仁　連皮茯苓　白苦參

勞傷營衛，咳嗽、寒熱，心悸。

小建中湯

陽傷氣陷，下利，腹膨。

人參　益智仁　茯苓　焦白术　炮薑　葫蘆巴　菟餅
肉桂心

左脅痹痛，氣逆不舒。

桃仁　青蔥　茯苓　丹皮　柏仁　橘紅

脈細如絲。

焦术　益智　蓽撥　炮薑　菟餅　肉蔻

宿飲，咳嗽、哮喘，陡然形寒吐血，此亦陽傷渴乾耳。

程批　「渴」乃「濁」之誤。

桂枝　半夏　乾薑　茯苓　炙草　五味
氣鬱痰滯，胸痹不舒。

150

枳穀　檳榔　檀香　烏藥四味磨汁

向來屢弱，花甲又遭拂意逆境，致心營、脾衛暗傷，陽明絡空，右肢瘓不能舉，心中洞然，當以甘緩益虛，勿以肢痺而用搜剔之品。

黃耆　當歸　茯苓　炙草　枸杞　棗仁

營虛衛薄，寒熱咳嗽，汗多，法宜和之。

桂枝湯加玉竹

濕痰上阻，胃逆不降，胸悶欲吐。

金斛　茯苓　枳實　半夏　橘白　杏仁

痛在下體，濕著居多。

杜仲一兩　川草薢一錢　獨活五分　金毛脊五錢
附子二錢五分　虎脛骨二錢　牛膝一錢五分
晚蠶砂三錢

陽維為病，苦寒熱，治以調和營衛。

桂枝湯加玉竹

潘按　奇經用藥與正經同，故大椿非之，有名無實，不能令人確信也。張景岳命門論治亦然，治腎即所以治命門，未免泛泛空論，不著邊際。

脈弦胃減，是以脘悶，食下䐜脹，便溏不爽，良由脾陽呆鈍，不能點運水穀之濕滯，脾主升，胃主降，升降之機得宜，濕滯自宣，中脘自爽，莫謂體弱即投以膩滯補藥。

程批　「點」字誤，乃「默」字也。

人參　茯苓　橘白　半麴　厚朴　穀芽

保元方案

潘按 東垣《脾胃論》亦言升降，然專重在脾之升，蓋升而後降也。天士頗心折其學，又依托繆希雍等養脾陰法，創胃降之旨及甘寒養胃陰方，舉世頌之爲發明，其實亦如木工鑽眼，前賢已過八分，而天士透過此關作圓滿會耳，予謂天士學驗概當作如是觀。本案則菔枕脾升之治，特不用升發之品，乃是與東垣相逕庭處。

> 伏邪未清，寒熱不罷，法宜和之。

> 當歸　柴胡　半麴　橘白　鱉甲　赤芍　茯苓　黃芩

潘按 天士退熱，間亦不廢柴胡。此藥自潔古之前，《本經》、《別錄》、《千金翼方》皆主袪邪退熱消結之用，固無所謂升陽氣、劫肝陰之說也。近日臨床急診慣用柴胡針退熱，未聞肝陰不足者不能用，肝陽上亢者不能用，亦未聞陰虛用之而陰竭，陽亢用之而中風者，刻針劑提純較之煎服則峻悍之氣尤勝一籌也，是皆潔古始作俑，東垣張揚之，後人附會，天士憑空臆想、妄生曲說耳。

> 包亮，脈弦澀，此飲阻於肺絡，咳嗽不已，如以虛論，飲愈阻矣。

> 旋覆花　蘇子　萊菔子　橘紅　白芥子　杏仁
> 薏苡仁　蔞仁霜

> 體弱挾邪，咳嗽，頭脹，怕其絡鬆失血。

> 桑葉　川貝母　南沙參　玉竹　北梨肉　天花粉

> 脈數無序，裏熱甚矣，勿忽視之。

> 薄荷　黃芩　山梔　滑石　連翹　花粉　木通　桔梗

> 壯年而成關格，定屬木火上亢，柔金被劫，失宣降之司耳。

> 枇杷葉　蘇子　土蔞　紫苑鬚　橘紅　杏仁

潘按 咳嗽氣逆、脘悶氣滯諸證，天士每宗希雍調氣降氣之治，茲關格亦矜式之，其心折繆氏顯然可見。究天士甘寒育養胃陰方藥，亦與

152

《先醒齋醫學廣筆記》脾胃、虛弱、吐血、消渴、婦人等篇中補養脾陰之藥相同，繆氏發蘇子、枇杷葉調氣降氣議論外，尤擅用麥冬、沙參、石斛、生地、杞子、山藥、白芍、茯苓等味滋養脾胃，並稱「陰無驟補之法，非多服藥不效」，此乃希雍學術之另一成就也，天士融貫其旨，闡發以成其胃陰診治名論，垂範後世，殊不知十九皆從繆氏精髓處來，醫者每忽之矣。

風熱上阻，咳嗽，頭脹，宜治肺衛。

杏仁　桔梗　通草　桑皮　橘紅　蘆根

舌黃，渴飲、身熱。

桑葉　竹茹　橘白　黑梔　枳實　半夏

間瘧，便泄，脘悶。

藿香　杏仁　廣皮　白蔻　厚朴　半夏　茵陳　苓皮

陽微水寒，腹痛、下利。

人參　炮薑　焦朮　茯苓　炙草　桂心

此下焦陽微，飲邪上逆，嗽甚嘔噁，主以溫藥。

真武湯

營陰枯槁，氣燥作咳。

熟地　天冬　稽豆皮　阿膠　茯神　雞子黃

濕痰未清。

杏仁　浙苓　米仁　橘紅　桑皮　通草

形瘁脈數，陰枯氣燥，絡鬆失血，以形脈論之，病不易治。

熟地　牡蠣　川石斛　茯神　稽皮　鮮荷藕

絡傷失血，血去過多，不宜開泄。

生地　藕汁　茅花　牛膝炭　川斛　童便　丹皮
側柏葉

153

奇經暗傷，腰痛，噁心。

　　熟地　茯苓　杞子　紫石英　白薇　沙苑

潘按　近人治此證必不用熟地，倘用之則必佐以砂仁拌炒，以熟地滋膩，礙胃故也，此乃孟河學派之用藥經驗，與景岳、天士頗相徑庭，彼以爲精氣能煦養脾胃，眞陰、奇經旣充，則中土自蘇，《內經》所謂「穀生於精」也。

　　陰質體虧，近受燥火，咳嗆，少寐，暫以甘寒肅其肺衛，續以培元爲妥。

程批　當作陰虧體質。

　　葳蕤　茯神　桑葉　南參　霍斛　梨肉

潘按　未聞甘寒肅肺衛之說，究其實則甘寒養液、潤燥清火也。

　　濕飲上阻，頭脹嗽逆，以淡滲之，勿以溫洩，謂其濕阻蒸熱耳。

　　杏仁　米仁　橘紅　桑葉　浙苓

潘按　此類證治看似平常，使胸中無卓識定見，不能爲也，所謂：看似平常最奇崛，成如容易卻艱辛。

　　濕延中滿，宜溫太陰。

　　薑渣　茯苓　廣皮白　厚朴　肉桂　枳實皮

　　脈黃發熱，咳嗆，脘悶，其開上焦。

程批　脈黃不可解，必有脫失，或是脈數苔黃之意，中間脫去二字耳。《內經》固有辨絡脈顏色法，唯從來案中未曾有也，其誤無疑。

潘按　宜開上焦爲妥想係耳聽誤矣。

杏仁　桑葉　花粉　黃芩　川貝　連翹

右尺空大，陽火由下亢炎，咽疼，繼而神倦無力，法宜填攝下焦。

熟地　女貞寶　茯神　牛膝　川斛　黃柏

濕邪內陷成癇，陰虧囊皆腫，病景延綿。

程批　「癇」字頗疑衍，以本方與陰癇無著，且去一「癇」字，文義反通順也。

台朮　茯苓　桂心　廣皮　厚朴　澤瀉　豬苓

潘按　如有「癇字」，則必投熟地，如《臨證指南》黑地黃丸用法，與此治意趣相去殊遠也，以藥測證，定非陰癇可知，程師疑衍，所言極是。

太陰、太陽同治。

生茫朮　桂心　廣皮　紫厚朴　茯苓　澤瀉

潘按　《臨證指南》有「太陽司開，陽明司闔」之論，太陽失開，則外邪留戀；陽明不闔，則胃氣空乏，故每用太陽陽明開闔法，以薑桂辛開太陽，參苓等內闔陽明。此治則其類也，亦開闔同治，太陰司闔其義較陽明爲尤切。

陽微陰泛，臥則痰逆。

真武丸

肝火上沖，頭旋、目赤。

石決明　生地　桑葉　川石斛　丹皮　茯神

脈虛軟，晨起噁心，胃陽薄也。

旋覆代赭湯。

左脈弦數。

青蒿　半夏麴　黃芩　丹皮　知母　川貝

寒熱經阻，形瘦脈澀，此屬耗血，最不易治。

小建中湯

兩和氣血。

香山丸

潘按　此丸未之聞，亦無可考。凡奇經之結實者，先生輒以交加散、回生丹之類調和氣血。此治只寫香山丸，不知抄錄者有訛誤否，頗令人生疑也。

脈弦數，稟賦陰弱，陽動不潛，絡逆吐血，宜攝陰和陽。

犀角　知母　玄參　生地　川斛　藕汁

潘按　此真得唐宋方治之三昧者，非熟讀《千金》、《外臺》、《聖濟》諸方不能也。天士能越出金元四家藩籬，破除有明門戶，學繼唐宋真傳，俾軒岐之學嬗遞勿替，不絕如縷，洵不朽之醫學功臣也。

陽鬱形凜，脘悶身痠。

杏仁　厚朴　廣皮　桂枝　防己　澤瀉

久嗽痰濃，胃中伏濕耳。但形神憔悴，脈微，最不易治。

生白扁豆　真川貝　燕窩　霍山石斛　白茯神　米仁

飲阻咳嗽。

旋覆花　米仁　橘紅　杏核仁　浙苓　白芥子

汗止內熱。

生地　阿膠　川石斛　麥冬　炙草　火麻仁

稟性豪爽，木火炎炎，柔金被侮，音低漸失，而已經

一載，且年又花甲，肺陰日消，恐不易復，當忌炙煿厚味為要。

上清膏

脈澀，經事先期，脘痛引及腰髀，不時寒熱，此二維為病也，良由營血不足耳。

鹿霜　當歸　茯苓　杞子　紫英　茴香

不時寒熱，飲食漸減，肌膚瘡痍，此長夏暑濕內伏，不獨在衛，而營亦阻矣。兩和營衛，令邪徐徐越出，始可望癒。

焦术　歸身　黃芩　炙草　柴胡　半麴　白芍　青皮
陳皮　丹皮

潘按　柴胡令邪越出，與《本經》、《別錄》言柴胡功用相葉，足證天士亦信古，不知劫肝陰之說從何而來，抑或後人依托天士杜撰欺世耶？

脈細，脘痛暮盛，吐出食物未化，此胃陽受戕，失宣降之司，所謂痛則不通是也。良由得之饑飽煩勞使然，以脈論之，日久恐有關格大患，未可不早為圖之。

人參　開花吳茱萸　淡附子　茯苓　真四川花椒
淡乾薑

此乳巖也，女科之最難治者，開懷怡養，斯屬第一要策，藥味緩圖，勿戕胃氣是屬第二義矣。

漏蘆　穿山甲　乳香　土貝　大麥芽　紅花

潘按　《千金》多用漏蘆治乳疾。

濕熱鬱於營分，是以四末如烙，肌膚撘瘰，治以苦

辛。

　　稽豆皮　金銀花　粉萆薢　酒炒黄柏　白苦參
　　地膚子　赤芍藥　晚蠶砂　白蒺藜　豨薟草
　　尿血脈微，年已花甲，此腎陰下奪，陽失其化，是以
血從小腸而下，腎臟失封固之本也。
　　紫巴戟　粉萆薢　黑豆皮　生菟絲子　淡蓯蓉
　　雞內金　大鹿茸　明琥珀屑
　　伏暑蒸熱，頭痛，身疼。
　　藿香　杏仁　陳皮　厚朴　半夏　茯苓
　　營陰暗耗，心陽不寧，忡忡漸至。
　　生地　龍骨　丹參　天冬　茯神　柏仁
　　督虛背凜，脈來微細，此陰中之陽傷矣，法宜柔溫養
之。

　　鹿茸　菟子　歸身　巴戟　杜仲　茯苓
　　舌苔黃，脘脹。
　　杏仁　茵陳　厚朴　連皮苓　半夏　廣皮　草果
　　滑石粉
　　陽鬱不宣，形凜，頭痛、脘悶。
　　杏仁　厚朴　茯苓　廣皮　桂枝　生薑
　　氣痹，咳嗽、脘悶。
　　枇杷葉　杏仁　枳殼　白桔梗　橘紅　桑皮
　　吐血，脈歇，二氣憊矣，謹慎調理。
　　熟地黃　茯苓　川石斛　參三七　藕汁　花蕊石
　　腎虛濕著，腰為之痛。
　　茯苓　蒼术　炙草　乾薑

久鬱氣血交併
丹皮　黑梔　半夏　橘紅　柏仁
大建中法。
桂枝　川椒　飴糖　煨薑
嗽而嘔噁，胃氣弱也。
白扁豆　北沙參　霍石斛　川貝母　麥冬肉　塊茯苓
左脈弦。
何首烏　人參

潘按　久虛癉也，案簡藥簡如此，甚罕見矣。

濕熱阻於上焦，頭脹、惡風，頤痛。
桂枝　杏仁　滑石　豆卷　川通　花粉
熱減，妨食，神倦。
穀芽　川斛　陳皮　半麴　茯苓　知母
伏邪發熱。
蘇梗　橘紅　杏仁　厚朴　花粉　連翹
濕瘧，頭重脘悶，瘧來神憒，由正弱邪盛耳。
茵陳　厚朴　半夏　杏仁　葛根　橘白

程批　「葛根」應是「菖蒲根」。

氣阻脘痹。
枇葉　杏仁　枳殼　蘇子　橘紅　桔梗
娠五月，是太陰司胎，太陰與陽明爲表裏，陽明隸乎
沖脈，沖脈空虛，是以易於墮胎，法宜固之升之。
人參　菟絲子　杜仲　焦朮　條芩　禹餘糧　白薇
湘蓮

久虛，脈不固攝，有開
⋯⋯⋯「⋯⋯陽明隸于沖脈」，蓋互標本，因病證而異詞，經脈
⋯⋯之義明焉。

夢洩、咽乾，責在少陰空虛。

熟地　天門冬　川斛　茯神　女貞子　龜版

久嗽，惡風、寒熱。

小建中湯

潘按　理陽氣，首推建中之謂也。

陰虧燥侵，嗽甚。

玉竹　川貝母　麥冬　霍斛　南沙參　茯神

血後咳嗽咽乾，肺胃之陰虧耳。

北參　麥門冬　霍斛　扁豆　川貝母　茯神

肝氣不疏，脘痛、嘔噁。

川楝　延胡索　香附　青皮　川連　大麥芽　橘紅

瘧後濕熱未淨，脘中不爽且痛，味甜。

金斛　麥芽　半夏片　茯苓　橘白　枳實皮

潘按　《溫證論治》謂：「舌上白苔黏膩，吐出濁厚涎沫者，其口必甜，此爲脾癉，乃濕熱氣聚，與穀氣相搏，土有餘也，盈滿則上泛，當用佩蘭葉芳香辛散以逐之。」與此案相類。

瘧熱漸減，心悸，神倦。

穀芽　半夏麴　木瓜　橘白　鮮蓮肉　茯苓

勞損，嗽逆、嘔噁，養胃陰固屬正治，然難奏績。

人參　麥冬肉　茯苓　茯神　炙草　白粳米　南棗

勞傷陽氣，神倦，便溏。

160

人參　菸潛术　茯苓　附子　乾薑

久嗽音喑、咽痛，臟陰損矣，恐不易復。

熟地　玄參　霍山石斛　人中白　天冬　糯稻根鬚

胃痛數載，脈虛而濇，經事先期，此屬營虛氣痹，不宜過於辛燥。

旋覆花湯加柏仁、茯神、橘紅

陰弱濕瘧，心中熱，脘中悶。

鱉甲　草果　知母　生薑　烏梅　青皮

瘧傷太陰，腹膨，裏急。

露薑飲

暑濕內伏，發熱、脘悶，勢欲成瘧。

藿香　滑石　厚樸　杏仁　半夏　橘白

腎虛腰痛。

鹿茸　附子　杜仲　菟絲　巴戟　茴香　人參　茯苓

咳嗽、盜汗，鼻衄，脈數，陰虧氣浮使然，葆真為要，否則延怯。

熟地　石斛　白扁豆　茯神　北參　麥門冬

潘按　葆真謂清心靜養，然後能節護命門真陰也。

勞傷營衛，寒熱咳嗽，自汗妨食。

黃耆建中湯

脈弦，嗽逆不得臥，屬下虛不納，乃虛疟也。

都氣丸

陽浮氣動，嘈雜，中脘刺痛，耳鳴，且攝陰以和陽。

熟地　蓰蓉　茯神　萸肉　川斛　杞　巴戟　牛膝

潘按 《千金》治男子五勞六絕有內補散：地黃、巴戟、甘草、麥冬、人參、蓯蓉、石斛、五味、桂心、附子、菟絲、山萸、遠志、地參。為當時盛行之補腎通用方。至北宋此方逐漸嬗變為治腎虛瘖痱、語聲不出、足廢不用之用，《聖濟方》名地黃飲：熟地、巴戟、山萸、蓯蓉、附子、石斛、五味、桂、茯苓、麥冬、遠志、菖蒲。列作中風後遺證之專用方。後來劉完素《宣明論方》載此方，名謂地黃飲子，聞名於世，專治中風腎虛瘖痱。明清醫家，不復知此方淵源，以為河間發明，蓋失考故耳。天士用此方能越出河間格局，攝腎陰以斂浮陽，消息於唐宋間用意，不作中風專方用，又具火歸水中之義，寓意高古，是其出類拔萃處。

舌苔濁膩。

茵陳　半夏　厚朴　滑石　杏仁　橘白

脈長而弦，不時夢洩，相火內熾，臟陰失守，入春大氣發洩，最慮失血。

熟地黃　茯苓　白芍　丹皮　旱蓮子　女貞　金櫻
芡實　天門冬　海參　牡蠣　川斛

陰弱氣燥咳嗆，宜用甘藥，以養胃之陰。

葳蕤　麥門冬　霍山石斛　南參　北梨肉　炒黃川貝

陽升煩熱，自汗，頭旋。

熟地　天冬　人參　茯神　牡蠣　龍骨

瘡瘍、發由濕熱者偏多，濕邪無有不戕陽氣，陽傷則府氣不宣，絡遂為之凝泣，少腹塊壘，若奔豚狀，府以通為用，絡以辛為洩，此其治也。

巴戟天　茯苓　沈香汁　桂心　葫蘆巴　琥珀
川楝子　澤瀉

潘按 絡以辛為泄，乃絡病治療大法，所謂辛者，惟辛潤是宜，取辛

能通補義也，蓋《內經》所謂「腎苦燥，急食辛以潤之，開腠理，致津液，通氣也」，與辛烈剛燥之品迥異。究天士用辛潤通補法大抵有四焉，曰：辛潤宣通法，主治飲邪、痰濕氣機不暢而有傷陰化燥傾向者，藥如薤白、瓜蔞、杏仁、香豉、香附、檀香等；辛潤宣泄，主治絡病之見血證、淋濁、積聚、瘕母、諸痛等，藥如桂枝、歸鬚、川芎、旋覆、青蔥、柏子仁、桃仁、鬱金、韭白汁等；辛溫鹹潤法，宜於元氣式微、精血殘憊之證，藥如蓯蓉、巴戟、當歸、茴香、菟絲、杜仲、胡桃、鹿茸等；辛補甘緩法，主治勞傷陽氣之中風、失血、虛勞、胃痛、汗症等，藥如人參、黃耆、肉桂、歸身、甘草、桂圓、茴香、薑、棗等。本案屬辛溫鹹潤法，乃承晉唐治虛勞之遺緒，復入琥珀、川楝等通絡之品，是治腎虛絡病之一蹊徑也。

> 伏暑成瘧，體弱不宜過於攻洩。
> 藿梗　杏仁　橘白　茯苓　半夏　木瓜
> 陰弱伏暑發熱，鼻衄汗多，慎加調理，勿忽視之。
> 赤麥冬　鮮蓮子　霍斛　木瓜　茯神
> 高年陽衰，飲逆沖氣咳嗽。
> 茯苓五味桂枝甘草湯
> 勞傷腎，左脈弦數。
> 貞元飲

潘按　勞力傷中，酒色傷腎。

> 體質陰虧，燥侵作咳。
> 桑葉　白沙參　玉竹　川貝　天花粉　生草
> 陰液枯槁，奇經無涵，身痛，舌乾。
> 生地　天門冬　桂圓肉　枸杞子

潘按　古人喻十二正經為江河，奇經八脈為湖泊，江河滿溢則積儲於湖泊，今正經陰涸，故奇經無涵。歷古養陰方治，仲景製炙甘草湯療

傷寒脈結代心動悸，爲養陰之圭臬，清沈亮宸稱其方爲「千古養陰之祖方」；唐、宋醫方則多用生地、葛根、枸杞、天冬、麥冬、玄參、石斛、白蜜等，以諸自然汁，沃焦救焚而獨擅勝場；朱震亨則持苦寒瀉火以護養陰液，用藥如三補丸(芩、連、柏)、大補丸(黃柏)、四物加知柏、大補陰丸等，皆不離知柏；景岳補陰，取味甘溫，所謂「一點眞陽寄坎宮，固根須用味甘溫」，以熟地、當歸、枸杞、山萸、人參、鹿角膠等爲補陰要藥；繆希雍、魏玉璜矜式集靈膏(人參、天麥冬、生熟地、杞子、牛膝)、甘寒潤澤，別樹一幟。天士養陰則兼收並蓄焉，博大精深，與狃於門戶者，不啻霄壤之別。本案治陰枯無涵，取法唐宋潤澤，顯然可見。

氣鬱脘痹。

蘇梗汁　香附汁　枳殼汁　桔梗汁

潘按　以諸生藥和水磨汁，拌勻即服，效必佳；如磨汁復加水煎服，效稍遜矣。

太陰陰瘧，妨食，涎沫泛溢，宜和中焦。

人參　半夏　茯苓　橘白　薑汁　烏梅

肝血內耗，已成乾血癆疾，咽痛音啞，晡熱便溏，最不易治。

生地　元稻根鬚　川斛　麥冬　穭豆干皮　茯神

潘按　陰血既耗，復見便溏，是陰損及陽，中土衰敗，則生化無權，不易圖功矣。

復瘧，瞀悶，渴飲。

鱉甲　檳榔汁

潘按　二味皆爲治瘧要藥，鱉甲本滋陰，檳榔取汁減辛燥而潤澤也，靈思巧構，無如天士也。

舌苔濁膩，色如松花，瘅熱不渴，少腹隱隱痺痛，此陰濕著於募原，中陽怫鬱不宣，切勿投以寒涼，恐成瘧痢。

藿香　半夏　紫色厚朴　杏仁　橘白　連皮茯苓

左脈澀，按之躍，腎陰空虛甚矣，急急葆真，勿見咳投以清潤肺藥。

熟地　阿膠　龜板　天冬　茯神　牡蠣　麥冬　霍斛

左寸數。

熟地　天冬　甜北沙參　茯神　霍斛　炒鬆麥冬

潘按　前後兩案同爲陰虛，惟前者腎陰虧，後者肺陰虧；同有咳嗽，後案治以甘寒潤澤，前案則鹹寒以填下焦精血之殘憊。

舌白，下利兩月，脾陽傷矣，有年當此，恐延及腎致脫。

理中湯加桂心、茯苓

濕鬱蒸熱，噁心、舌白，脈來弦數，轉瘧爲順。

藿香　杏仁　半夏　厚朴　橘白　生薑

左脈弦，陰虧陽浮不潛，咳嗽、盜汗。

生地　阿膠　天冬　茯神　川斛　牡蠣

脈弦，胃痛年久，病在於絡。

桃仁　歸鬚　閩薑　茯神　柏仁　延胡

絡痺癖積，左脅脹痛，法宜通洩。

阿魏丸一名鱉甲丸

脈澀，脅肘痺痛，此氣血窒痺，營絡不宣使然，日久有失血、癥瘕之患。

歸鬚　桃仁　乳香　麥芽　橘紅　新絳　青蔥

伏邪發熱頭痛。

淡豉　杏仁　枳殼　桔梗　橘紅　連翹

陰液枯槁，蹻、維失護，心中辣熱，四肢苦痠，攝陰為主。

生地　阿膠　天門冬　茯神　牡蠣　料豆殼

脘痛，經事淋漓，腹脹，此氣阻絡痹，辛以潤之。

旋覆花湯加柏仁、橘紅、歸鬚。

潘按　辛潤有二義：其一，經旨肝苦急，急食辛以潤之；其二，指藥物之辛潤入絡者，如青蔥、柏仁、歸鬚等，非羌、防、麻、桂之辛散走表者也。

脈澀，腿痛，艱於步履，溺後如膏，小溲易癃，此屬腎虛，延久恐成痿躄。

熟地　龜板　蓯蓉　川斛　青鹽　稄皮　茯神　虎骨

陰虧咽痛，便溏。

滋腎丸

閱病原，診脈數，不獨臍陰內虛，氣亦少附耳。最慮食減、喘急。

都氣丸，人參湯送

虛風內煽，上擾陽明，嘔噦涎沫，口耳牽引，肝胃同治。

旋覆　代赭　人參　半夏　茯苓　乾薑

氣阻脘脹，法宜疏之。

香砂枳术丸

濕鬱成瘧，脈弦小，宜辛溫和之。

藿香　半夏　厚朴　杏仁　生薑　橘白

166

伏暑成瘧。

藿香　半夏　厚朴　杏仁　滑石　白蔻

脈澀陰弱，氣鬱絡痺，胸臆不爽，失血，養陰佐以辛
潤，與胃無礙。

柏仁　生地　穭豆皮　茜草　丹參　茯神片

脈歇，飲邪內阻，咳嗽氣逆。

真武湯

脈弦澀，陰液漸次枯槁，清陽勢欲上結，脘膈不利。
咽喉如梗，乃噎格之像，切勿動怒。

枇杷葉　半夏　薑汁

復瘧，舌黃，脈弦，宜和肝胃。

穀芽　半麴　廣皮　茯苓　煨薑　木瓜

瘧轉下痢，脈細如絲，神倦不食，暑邪入裡，正憊不
能洩越，疵險恐脫。

人參　柴胡　羌活　川芎　枳殼　桔梗　獨活　炙草
前胡

潘按　此補中升發之治，效法東垣，於本書案例中甚少見之，扶正以
助其邪氣之洩越也。

勞傷營衛，寒熱。

茯苓桂枝湯

暑風成瘧，頭脹，噁心。

藿香　杏仁　半夏　滑石　通草　橘白

不獨下焦陰損，中氣亦憊矣，當歸家調理為要。

人參　茯苓　半夏麴　橘紅　木瓜　大麥仁

色黃，腹膨、形寒。

穀芽　茯苓　米仁　半麴　　新　木瓜

新涼外束，衞陽失護，背凜嗽逆，勢欲發哮。

杏仁桂枝湯去芍加茯苓

脈弦數，利後發熱，咳嗽，頭脹。

香薷　桑皮　杏仁　桔梗　橘紅　連翹

脈數無序，少陰頻虛。

六味湯加牡蠣、川斛、天冬去萸

舌白，脈弦。

人參　附子　煨薑　南棗　吳萸　茯苓

肝胃氣結，痰多。

溫膽湯

風濕相搏，發熱頭重，肌膚搔癢。

茵陳　桑皮　豆卷　杏仁　浙苓　米仁

腎陽告衰，嗜寐呵欠。

人參　附子　遠志　茯苓　菟子　鹿茸

左脈獨弦，耳鳴偏左，木火無疑。

苦丁茶　鮮荷葉　連翹殼　菉豆皮　黃菊花

陰弱陽浮，火升牙宣。

六味去萸加二至、海參、湘蓮、麥冬、川斛

濕邪成瘧，脘悶。

草果　厚朴　杏仁　半夏　廣白　茵陳

伏邪三瘧。

桂枝　塊苓　厚朴　煨薑　花粉　橘白

先理肝胃之逆。

旋覆花　人參　茯苓　代赭石　半夏　薑汁

脈數，陰液內耗，氣燥化熱，舌紅苔黑，咳嗽渴飲。

生地　麥冬　甘蔗汁　阿膠　知母　霍石斛

脈弦濇，嗽逆，此陰虧氣浮使然，非客邪可散，先以
胃藥。

北沙參　霍斛　扁豆　麥冬　茯神

潘按　此培土生金，潤燥治嗽，乃天士倡明，非先賢成法，較西昌治
則又深入一層，擴展一面，不拘泥於滋陰礙邪之論，實破因循陳式，
開後人無限治嗽法門，蓋非學驗俱豐、膽識兼備者不能焉。

瘧久傷陽，痺脹腹大，二便不爽，景不易治。先開太
陽，令其陽氣宣達再商。

五苓散

潘按　病重藥輕，殊難獲效。

左脈弦，瘧來頭脹。

小柴胡湯去參

濕鬱成痹。

茅术炭　茯苓　炙甘草　炒陳皮　木瓜　炮薑炭

哮喘遇勞即發，發則大便溏洩，責在少陰陽虛。

真武丸

脈尚弦。

蘇子　丹皮　枇杷葉　瓜蔞皮　桃仁　紫苑　黑山梔
化橘紅鹽水煮

169

伏暑成瘧，舌苔濁膩，中脘不爽，噁心惡風。

藿香　厚朴　白豆蔻　杏仁　半夏　廣皮白

陡然失音，究屬少陰陰虧，不能上供使然，法宜滋
陰，以肅腎系。

生地　南沙參　元稻根鬚　玄參　川貝母

小真菉豆皮

痛痹肢浮，形凜惡風。

蠲痛丹

先清風熱。

薄荷　川貝　桔梗　連翹　杏仁　甘草

陽微伏邪，寒多熱少，間日一發，治以辛溫。

杏仁　桂木　生薑　茯苓　炙草　大棗

腸紅日久，脾腎交虛，頭旋，便溏。

黑地黃湯

潘按　黑地黃丸：蒼朮、乾薑、熟地、五味。《臨證指南》治「酒濕
污血」之證，由脾濕腎虧所致，本證亦然，腸紅、頭旋乃腎陰不足，
便溏(苔膩)則為脾濕見症，兼顧殊難，黑地黃丸脾腎並治，燥潤合劑，
正為此等證設耳。

濕邪內阻，腹痛下利，參之色脈，正氣殊虛，勿忽視
之。

五苓散加厚朴

診脈細濇，便血已二十餘年，不時舉發，近來頭眩耳
鳴，身若浮云，似難撐持，肉瞤肢麻，此絡血下滲，營陰
暗耗，厥陽無制，化風內熵，此屬臟病，關係甚巨，議用
填固臟陰，收攝浮陽，以息內風，是其治也。

熟地　五味　人參　茯神　龍骨　牡蠣　天冬　湘蓮

潘按　所謂「甘味熄風」之治也，千古以還，治內風如此透徹者，葉桂一人而已。

三瘧脈弦。
炙草　煨薑　當歸身　茯苓　南棗　粗桂木
食下不運，中脘有形如梗。
白朮　半夏　附子　枳實　乾薑　茯苓
脈數，努力勞傷失血，血去陰傷，氣浮咳逆，漸延陰損。

生地　茯神　北沙參　川斛　麥冬　稽豆皮

潘按　天士於陰傷諸病，頗多用茯神，蓋有深意寓焉。陰虛津虧則內熱神躁，而煩躁不寧則愈傷陰增內熱，病有進無退，驗諸今日臨床，大抵重病皆以靜心戒躁為前提，否則出血者不止，喘息者不休，疼痛者不減，正氣日耗，病情日劇，故天士須臾之不離茯神也。

下利，身熱。
藿香　防風　廣皮　厚朴　茯苓　煨薑
行動氣逆，咳嗽痰多。
附都氣丸
遺精，氣逆嗽痰，宜攝少陰。
熟地　湘蓮　金櫻子　茯神　芡實　北五味
肝氣不疏，久利腹痛。
安蛔丸
復瘧，氣弱神倦。
人參　茯苓　生薑　穀芽　陳皮　烏梅
陰虧氣浮，失血，便溏、食減。

茯神　白芍　北沙參　炙草　麥冬　建蓮肉

瘖熱通絡，牙宣。

生地　石膏　知母　麥冬　竹葉

伏邪寒熱，身痛，舌白。

花粉　桂枝　白芍　炙草　生薑　大棗

濕邪內鬱，腹痛、便溏。

廣皮　茯苓　藿香梗　厚朴　香附　砂仁殼

風火上鬱，頭目不清，暫以辛涼。

薄荷　桔梗　黑梔皮　桑皮　象貝　連翹殼

遺洩頻來。

熟地　芡實　金櫻子　龍骨　牡蠣　桑螵蛸　五味
茯神　山藥　湘蓮　女貞　遠志　煉蜜搗丸

食下膹脹，饑則尤甚。

熟地　白茯苓　枸杞子　沙苑　紫石英　牛膝炭

臨服磨入沉香汁

潘按　此證不同於尋常脾胃氣虛所致食下膹脹，由於腎陰虧涸，精不養穀，令中土不能運化，諒必有傷陰病史與見證，案語過簡，未能說及，然在當時定有憑據也。

伏邪發熱，舌白。

桑皮　杏仁　通草　浙苓　米仁　蘆根

痰飲內阻，清陽失曠，脘痛拒納，乃噎格之象，開懷為要。

半夏　吳萸　茯苓　乾薑

情志怫鬱，心陽與腎真不交，少寐，陽痿，體質多濕，柔膩之品不合，宜用王荊公妙香法。

人參　茯苓　龍骨　茯神　炙甘草　湘蓮　遠志
辰砂　廣木香　益智仁
復瘧，脈弦數。
人參　九製首烏
陰陽水煎露一宿

潘按　弦數屬實，而作虛瘧治，必別有所據而捨脈從證也。

伏暑，心中灼熱，頭脹，治以辛涼。
連翹　花粉　川貝　益元散　燈薪　辰砂　竹葉

程批　益元散中有辰砂，疑重出，或是辰砂益元散，誤離爲二味耳，前有例在，又此方七味，其爲重出，殆不疑也。

陰虧於下，氣熱於上，鼻塞不利，頭目不爽，治以輕劑。
桑葉　花粉　連翹殼　甘草　象貝　黑梔皮
陰虧氣燥咳嗽。
玉竹　桑葉　南沙參　川貝　花粉　扁杏仁
左脈弦數，咳嗽，脘悶，寒熱。
小柴胡湯去參
陰傷便血。
滋腎丸
正弱邪重，勿忽調理。
廣藿香　厚朴　廣皮　連皮苓　神麴　青皮　麥芽
大腹皮
瘧久陽微失護，寒熱不已，法當溫陰中之陽。
鹿茸　附子　當歸　人參　茯苓　生薑

氣熱咳嗽，瘀血。

葦莖湯

陰虧氣燥音嘶。

玉竹　桑葉　南沙參　川貝　花粉　北梨汁

夢洩，咳嗽，此少陰不納也。

熟地　川斛　天門冬　茯神　麥芽　北沙參

程批　前有二方應用麥芽，卻誤麥冬，此則麥冬誤麥芽矣，均抄時筆誤所致，當爲改正之。此方無用麥芽之理，其爲麥冬之誤無疑也。

陽氣式微，行動氣逆。

附子　北五味　胡桃仁　茯苓　沉香汁　紫石英

胸弦，胸脅痹痛引背，曾吐瘀食下拒納，此屬血格。

潘按　「瘀」字下疑漏「血」字，當句斷，食下另起，行文較順。

紅花　桃仁　旋覆花　橘紅　生葱管　柏子仁

脈濇，失血、咳嗽，妨食、盜汗，漸延勞怯之途，勿忽視之，須靜養爲妙。

小建中湯

漸延乾血，急急護陰。

熟地　天冬　川石斛　阿膠　茯神　雞子黃

葉氏方案終

程批　此下方側是天士案也，唯既云葉氏方案終，又另抄於後者，或非周氏原本所有，乃顧氏所另抄得者，故附載於其後耳。自首至末，一又診方，似是一病連案，惜未寫明，此實抄者之失，然尚可推測而得之。陽脈濇，陰脈弦以下，別是另案矣。

暑風上受，首先犯肺，熱蘊不解，逆傳心包，肝陽化風，盤旋舞動，神昏譫語，脈虛。急宜辛涼，開熱疏痰，俾神魂復攝，斯無變幻，屬今治法，須開上焦，苦降消克，是有形有質，非其治矣。

程批　「執」為「熱」之誤。

犀角尖二錢　　鮮生地一兩　　甘草五錢
廉珠末三分研細沖入　　焦丹皮二錢　　連翹一錢五分
赤芍二錢　　卷心竹葉二錢　　白燈心五分
煎成化服牛黃丸一分，冰糖四兩、烏梅一錢煎湯代藥。

程批　「代藥」誤，當是「代水」或「代茶」乎。

病久陰陽兩傷，神迷微笑，厥逆便洩，正虛大著，若治病攻邪，頭緒紛紜，何以顧其根本，莫如養正，以冀寇解。

人參一錢五分　　青花龍骨五錢　　白芍藥三錢
南棗去核三枚　　淘淨淮麥一合　　炙黑草一錢

程批　葉氏用淮麥甘棗湯最得法，屢效大症，《古今醫案按》附記中載之，可證也。吾亦喜用此方，得效亦多，徐靈胎以為古禁方之類，未必然也。

補正厥洩並止，邪少虛多彰明矣，清火、消痰、理氣、辛開下乘方法，片瓣不得入口矣，急宜扶助肝陰，俾得陰陽交戀，不致離二，則厥逆自止，絕非可旦夕圖功，希其不增別疵，便是驗處。

細北沙參一兩　　青花龍骨八錢　　南棗四枚　　白芍五錢

炙黑甘草一錢五分　　上清阿膠二錢　　淮麥一兩

粘痰咳嘔外出，邪有外達之機，神識頻清，正有漸復之勢矣，但筋愓脈虛，元氣實餒，扶過秋分大節，得不變幻方可。

大淮生地汁五錢煎三十沸　　龍骨五錢　　白芍三錢

天冬一錢　　鮮白花百合汁五錢煎三十沸　　人參一錢

淮麥五錢　　南棗二皮　　上清阿膠一錢五分

炙黑甘草一錢

將前四診合參，頗有成功之望，然日就坦途乃佳。

人參一錢包舉大氣　　天冬一錢清滋金水

炙黑草五分調和解毒　　麥冬一錢五分滋金土

川斛三錢養胃口生真

生地汁一兩搗同煎培益先天陰氣

鮮白花百合汁煎湯代水清金降火生津化熱

潘按　本案乃天士拯治危重病例之前後記錄，此診稱「將前四診合參」是明證也，形式亦與以前醫案不同，案語頗詳，藥物味味注明分量，且本診於藥味後又說明功用，似先生力挽狂瀾之後，神情快慰，遂與隨侍門生一一指點治療大意也，及門當即記下，後人傳抄，乃成此格式。又此案之前，已有「葉氏方案終」字樣，諒本案為原書所無，非周子抄本之舊，係後人所增入耳。而用藥精卓，與前無間，乃葉案之真，亦無可置疑焉。

夫用藥如用兵，須投之必勝，非徒紀律已也，況強敵在前，未可輕戰，戢兵固守，則是可為。今觀此疴，本質素虧，時邪暑濕熱三氣交蒸互鬱，上犯清靈，都城震驚，迺朝伊夕矣，藏精真氣衰憊困窮，陽津陰液，久屬大傷，治惟保其胃口，生真培之固本猶恐不及，何暇再顧其標之

痰熱耶？仍主前法。

人參一錢　阿膠一錢五分米粉炒　穭豆皮三錢

茯神去木二錢　天冬炒鬆一錢　麥冬炒鬆一錢

大生地一兩炒黑　甜北沙參四錢

百合煎湯代水

神氣漸復，生機浡（勃）然，但受傷已久，未易收功，緩以圖之，靜以待之。

人參一錢　熟地炭四錢　炒鬆麥冬一錢五分

阿膠一錢五分　生地炭四錢　炒鬆天冬一錢五分

百合湯代水

痰中微帶紅色，此交節氣代更，浮游之虛火上升，無足怪也。治宜清上益下。

人參一錢　霍石斛三錢　生牡蠣四錢　菜豆殼三錢

麥冬一錢五分　白粳米三錢　白芍藥三錢

清阿膠一錢五分　茯神三錢

百合湯代水

膀胱主腎，熟睡小便自遺，足徵神氣衰微所致，於此可見消痰理嗽、辛燥和陽，均非善治。擬潤補法中，佐以交通心腎，使水升火降，精靈復職，方屬中的，若僅從事於脾胃，與經旨本末有乖矣，用是力辟通套，並棄習俗弊實，謹按《內經》撰方。

人參一錢　阿膠二錢　桂元肉三錢　炒黑遠志甘草湯

泡去心七分　茯神三錢　棗仁一錢五分炒

炙黑草七分

清補肺胃兩陰。

北沙參一兩　硃砂拌麥冬二錢　去木茯神三錢

穭豆皮三錢　鹽水煮石決五分　霍山石斛三錢

百合湯代水

程批　石決質量，方中用之每重於其它藥品，無用五分之例，其爲五錢之誤歟？

病熱大減，捨本理末可矣，蓋脾爲生痰之所，肺爲貯痰之具，治以清肅上焦，佐以疏通中氣。

鮮桑葉二錢　北沙參五錢　米仁四錢　茯神三錢

橘白一錢　甜杏仁去皮三錢　冬瓜子去殼三錢

去殼生穀芽五錢

復診方。

川斛三錢　麥冬一錢五分　橘白一錢　甘草五分

茯神二錢　鮮藕三片　去殼生穀芽五錢

再診。

大生地四錢　川石斛三錢　茯神三錢

炒棗仁一錢五分　穭豆皮三錢　麥冬一錢五分

又診。

研細火麻仁三錢　歸尾一錢五分　焦麥芽三錢

炒桃仁二錢研　鹽水炒陳皮一錢　半麯一錢五分

柏子仁一錢五分

潘按　肺邪清徹之後，血枯腸燥，令便艱不食也。

又診方。

炒黑遠志一錢　柏子仁二錢　鹽水炒陳皮一錢

炒酸棗仁二錢　白茯苓三錢　真陳半夏麯一錢五分

陽脈澀，陰脈弦，法當腹中急痛，今復沉鬱暴寒，宜更進一籌，擬方備採。

淡乾薑一錢　淡附子一錢炒　去皮厚肉桂五分
炒白芍一錢五分　白飴糖二錢　炙甘草一錢
炒香大棗肉二錢
復診方。

川桂枝一錢　淡乾薑一錢　酒炒元胡索一錢五分
五靈脂酒炒一錢　白芍藥一錢五分酒炒
開口真川椒三分炒　大棗肉二錢　炙甘草五分
泡淡烏梅肉炒枯一錢

脫門氣虛，胃氣下洩，乃有是正喧之病，古人以膏髮煎導之，今宜先用補中益氣法，以升舉氣為妙。

潘按　正喧謂婦人陰吹連綿，《金匱》云：「胃氣下泄，陰吹而正喧，此穀氣之實也，膏髮煎導之。」蓋因穀道秘實，令陰濁穿隙為聲也。豬膏脂腺潤燥，亂髮消瘀通隧，大便既潤，正喧自息。而天士此案以為中氣下陷所致，故用東垣法，然亦參入古方遺意焉。

人參一錢　炙黃耆一錢五分　焦朮一錢五分
升麻五分　炒柴胡五分　血餘二錢　當歸身錢半
陳皮一錢　炙草五分　真阿膠二錢生溶沖

据述病原即交腸疝，一名痼疾，搖擬一方，亦不過約略云爾，未敢希功。

程批　遙之誤筆，

生地二錢　血餘二錢　阿膠二錢　炙草五分

潘按　《古今醫案按》附案：「天翁治黃公子癆病案，曰：大凡精血內

奪爲虛，虛不能自復爲損，但須分析自上自下、從陰從陽起見爲調理。是病始于飲酒勞心，營氣先傷，心陽下溜，腎陰不主涵蓄，素多夢遺。上年夏月，先有泄瀉，繼發痃癖，雖暑濕熱六淫相浸，然邪之所湊，本氣先虛，血附于絡，絡凡十五，絡傷血溢，莫能堵御，皆是陽氣動極無制，譬諸颶風波濤矣，陽和風熄，勢必漸緩，但既去難追，所謂血脫益氣，以無形能生有形也，必須靜形體，宁神志，令陰平陽秘，以收全功。用藥亦本四時生氣，間有客邪標恙，惟投輕劑一、二即止。冬春兩季按法，入夏色脈頗安，然裏眞未復，長夏陽洩地升，深抱復發之憂，果以霉濕潮蒸，驟暖郁勃，遂令諸脈中之氣皆洩，絡中之血大沸，一損再損，臟眞少藏，奇經八脈，乏氣支持，沖任由前而升，咳逆烘熱，蹻維失護，督脈無權，炎熇日熾，脂液日消，急急固護大氣以包舉，漸引漸收，冀其根蒂之把握。次則調和中土，以安穀知味，百日安靜，再爲斟酌。其清涼治嗽，熱燥剛補，一概摒棄。天暑，午後服生脈散，若便溏泄瀉則停之。每晨服一氣丹丸，遺證必用桑螵蛸散，若飲食不和，用異功散加炒黑神麴、炒黑麥芽，四君子湯兼參苓白朮散間服。」俞東扶頗神其治，竭力推崇之，稱先生此論眞虛損病之上池水也，其方亦虛損病之返魂丹也，較夫專于滋陰、專于補陽者，偏陂平正，奚啻霄壤。余亦以爲從一病而能概括先生治虛宗旨者，恐無第二案矣，因珍惜玩味，愛不能釋，慮本書載案過簡，不能盡其復損之妙諦，遂附錄于此，爲本書殿末云耳。

此按系己丑歲假叔父本抄錄，至辛卯歲桃月初六日午刻始竣。

潘按 原書末有此數字，據 吳中天士葉老先生方案序，則知周仲升錄方後，顧其年假周氏原本抄錄，此數言由其年子侄重抄後所記。

程門雪校讀記

此案捨末後附載一案是連方外，其餘均係按日抄錄門診方，未曾經過修飾整理者，真可靠之葉氏原按也，惟不載姓氏及復診、三、四診等等，漫無分別，使學人無從稽考，是大損失之處。其中案語有極簡者只二字（如脈弦、脈左弦之類），且甚多，可見當日風氣，尋常門診不重脈按，然以理推之，恐必是復診或再三診之類，其始診必不如斯簡略耳。此等按人以爲無可取，余仍珍視之者，良以藥推證，亦得六、七，且其配合之美，同一可研味，故不廢也。中間夏秋暑瘧、利、咳嗽方最多，其餘則調理虛損、雜病間見，似是一年中所錄，而長夏、秋間爲多耳。方重出者不少，其相類者尤多，大概普通病證均有一定標準，主藥數味不甚換，其換者一、二味(方多偶，用奇者十之一、二耳，六味最多，多者八味、十味、十一味不甚多見也，六味中四味不甚換，換者二味，如咳嗽門沙參、花粉、川貝、桑葉四味尤多也)。雖云套法，卻堪究味，聚而玩之，製方選藥，因症轉移之理，十得八、九，且其選藥味至精沈，一味之換，深意存焉，六味之中，涵泳不盡，每含古昔名方數種爲一爐冶，加減變幻之美，從來所無，清眞靈活，如思翁書法，漁洋絕句，令人意遠，余讀其案方結構之美，則則有味，最爲相契，平生心折，實緣於此，非徒然也。若同時生白諸公方案雖佳(生白文學高於天士，方案至佳，實經琢煉，方則平實遜之)，方之結構，遜之遠矣，亦有極相似者，風氣移人不自覺耳。天士用方，遍採諸家之長，不偏不倚，而於仲師聖法，用之尤熟(近人以葉派與長沙相距，以爲學天士者，便非長沙；學長沙者，不可涉天士。眞眞奇怪之極，其實即以溫熱發明之故，貌似出長沙範圍以外，宗奉者復加以渲染，或逾其量，如柴胡劫肝陰、葛根耗胃液之類，下語太死，引起反感。宗長沙者，因而大詆之，愈積愈深，竟成敵國，承其後者，竟不窺天士一字，但知謾罵鄙棄，不知葉氏對於仲師之學，極有根柢也)，案中所載，歷歷可徵，詆者苟澄意閱之，不致狂言如囈矣。此集按方之佳處，正在相類方多，可資研究，若論議論之恢

181

宏，治療之奇特，收羅之廣博，自不及《指南》之富、《存真》之精，而其特有之好處，亦二書所未有也。布帛菽粟，家常所需，賤不可廢，奇珍異寶，時或遜之，此編則其例也(凡學一人欲得似，非僅擇其精要而觀之即可也，必並其尋常瑣屑一一無遺，愈多愈詳愈妙。昔有俳優欲學一相君之狀態，遂投入時相之門，服役久久，一旦袍笏登場，人皆駭然以為真相君矣，此則其例也，為道雖異，理實相同。從前醫家師徒相承，別無秘法，讀書之外，每日臨症抄方，數年之後，自然得其薪傳，若但選其精作醫案讀之，決不能成功如此也。又非專一不可，如臨症抄方，一年換數人者，決不及數年隨一人者成功之佳，此無他，駁雜不專耳。正如學書法一樣，專則有進，雜則無成，其理同矣。若世傳天士學更十七師，此成功已後之事，心有主宰，自然能選精華而去渣滓，亦如學書成後遍臨諸家相同，非為入門初學言也。余謂天下百種學問，均同一理，均同一法，所謂一以貫之，真不刊之論也。余決從天士入手，以幾仲師之室，附記臆見於此，以示後來學者)。天士未刊醫案，極難獲得，此編真而且多如是，其實貴焉可以言語盡哉！自慶福緣，因記於此。

一九四四年九月十一日書種室燈下書　程門雪

附錄一
葉天士傳記資料選輯

(一)

沈德潛《葉香巖傳》曰：君名桂，字天士，號香巖先生，自歙遷吳。君少從師受經書，暮歸，君考陽生翁授以岐黃學。年十四，翁棄養，君乃從翁門人朱君某專學爲醫。朱君即舉翁平日所教教之，君聞言即徹其蘊，見出朱君上，因有聞於時。君察脈望色，聽聲寫形，言病之所在，如見五臟癥結。治方不執成見，嘗云：「劑之寒溫，視疾之涼熱，自劉河間以暑火立論，專用寒涼；東垣論脾胃之火，必務溫養，間用參附；丹溪創陰虛火動之論，又偏於寒涼。爾是宗丹溪者多寒涼，宗東垣者多溫養。近之醫者，茫無定識，假兼備以幸中，借和平以藏拙，甚至朝用一方，晚易一劑，而無有成見，蓋病有見證，有變證，有轉證，必灼見其初終轉變，胸有成竹，而後施之以方，否則以藥治藥，實以人試藥也。」持論如此，以是名薰朝野，即下至販夫豎子，遠至鄰省外服，無不知有葉天士先生，由其實至而名歸也。居家敦倫紀，內外修備，交朋忠信，人以事相商，爲剖析成敗利鈍，如決疾然，洞中窾會。以患難相告者，傾囊拯之，無所顧藉。君又不止以醫擅名者。歿年八十。

(二)

嘉慶二十五年《吳門補乘》卷六《藝術補》：「葉桂，字天士，號香巖。居上津橋。父陽生，精醫術。桂仰承家學，不執成見，治病往往有奇驗。一女子嗜筍，臥病經年如癱疾，桂投以白鳳仙根，病若失。其治痘尤入神，隔牆而嗅，死生立判。其孫痘，媳請視之，始揭帷，即嘆曰：「此死氣也。」不視而出，媳不悅，謂親其所疏，而疏其所親也。痘卒不治。其它類如此，以故名滿天下，凡白叟黃童無不

知有葉天士先生也。」

　　道光四年《蘇州府志》卷一百六《人物、藝術》下：「葉桂字天士，以字行。先世自歙遷吳，祖時藉醫術以供甘旨。父朝采，字陽生，尤精醫術，不問貧富皆療之。范少參長倩，生無谷道，延朝採視之，朝采曰：是在膜裡，須以金刀割之。割之而始開。子即伏庵太史，長而作傳以報焉。朝采兼工書畫，好吟詠，善鼓琴，卒時未滿五十。」「桂年十四失父，父在時曾授以岐黃學。父歿，又從學於父之門人朱某，朱即以得於師者教之，桂聞言即徹其蘊，見出朱上，遂有聞在時……桂治病多奇中，天官坊章松巖司馬，老年致仕，患呃逆不能言語，延視，令服人參四兩、附子四兩，同煎一大碗，將小匙頻進，一夜藥盡，呃止而安。其時章之子器商侍側，桂熟視之曰：日內必癰作，勢重且久，疏方令服，明日果患癰，醫治百日始癒。及桂易簣時，執孫堂手曰：汝脈色可得大年，惟終身不可服涼藥。後堂年逾七十嬰小疾，偶服羚羊、連翹等藥，即汗出神昏，忽憶前言，改服溫劑而癒。又有友人患痼疾，桂診之曰：此時尚可治，十二年後復作，則不可為矣。其人果歷十二年而歿。有一富人，眠食如常，忽失音，百藥無效，延桂診之曰：此有痰結在肺管，阻其音，非藥力所能化也。邀針科尤松年至，令於肺俞穴一針，少俟，病者猛咳一聲，吐一痰核而癒。又嘉興人臥病兩月，遍服柴胡、葛根等解散之劑不效，就診於桂，桂於後方中加厚朴一錢、老薑三錢，一服而洞下宿垢盈器，寒熱大作，再服大汗，至家已霍然，其神效如此。」「居家內行修備，交友忠信，為人剖析成敗，洞中竅會，尤能拯人之危，卒年八十。臨歿，戒其子曰：醫可為而不可為，必天資敏悟，讀萬卷書而後可借術以濟世，不然鮮有不殺人者，是以藥餌為刀刃也，吾子孫慎勿輕言醫。所著有許學士《本事方注》。孫堂，字廣平，精音律，所輯有《納書楹曲譜》。」

附錄二
葉天士學術淵源探

潘華信

葉天士醫術博洽精邃而多發明，然大抵淵源可尋。茲略述管見如次。

(一)根柢漢唐

我國臨床醫學起源於遙遠的三皇五帝時代，商代伊尹製湯液醪醴，可稱方劑治病記載之嚆矢。自伊尹至漢末約經歷了漫長的一千七百年左右的醫藥實踐和不斷總結，臨床醫學之基礎始得以奠定，其中完成於戰國至西漢的《內經》奠定了中醫學理論框架；漢末張仲景「勤求古訓，博採眾方」，撰《傷寒雜病論》，奠定了中醫辨證論治法則，此實乃中醫學術沿革之奠基期。

天士學術總體濫觴於《內經》、《傷寒論》，在其存世醫案中可得到充分體現。如重視「存體」，擅用甘藥，是其學驗要點，諄言「宗《內經》，凡元氣有傷，當與甘藥」，實據《靈樞》「陰陽形氣俱不足，勿取以針，而調以甘藥」而發。運用甘藥，尤其卓識，經旨「勞者溫之」，後世醫家每引申為勞倦傷中，主以補中益氣湯，天士在《未刻本葉案》中認為「勞者溫之之義」乃「勞傷腎」，須「溫養腎真」，用甘濡合血肉之味充養。中風機理，前人或主外風，或主心火、痰熱，天士輒歸咎於元氣有損，陰陽失調，治以甘藥，創「甘味熄風」說，匠心獨具，發前人未發。《素問·通評虛實論》：「頭痛耳鳴，九竅不利，腸胃之所生也。」葉氏發揮之為「九竅不和」證，屬胃陰不足，治用「甘平或甘涼濡潤以養胃陰」，乃繼東垣之後，在脾胃論治方面之又一重大建樹。

在外感論治中，天士尤善闡發經旨，《內經》「風淫於內，治以辛涼」，前賢每以辛散合苦寒藥謂之爲「辛涼」，如劉完素所製雙解散、防風通聖散等即是，積習左右醫界數百年，迨天士出，革故鼎新，視桑、菊、銀、翹等輕清辛寒之品爲辛涼，由是改觀，後吳瑭總結其驗，立桑菊飲爲辛涼輕劑，銀翹散爲辛涼平劑，開辛涼解表一大法門，迨猶尊爲治溫準繩。

至於《內經》某些奧義，天士持有獨特精邃的理解，並以之爲指導思想，貫徹於臨床。如《素問·評熱病論》：「人所以汗出者，皆生於穀，穀生於精。」王冰注稱：「言穀氣化爲精，精氣勝乃爲汗」，後世沿循，未遑稍疑，然《未刻本葉案》所見並不苟同此說，如治一虛人外感，天士認爲「消痰理嗽，辛燥和陽，均非善治」，又不同意俗套扶持脾胃，指出「若僅從事於脾胃，與經旨本末有乖」。在葉氏看來，經旨之本是「精」，末是「穀」，祛邪發汗固依靠脾胃水穀，而水穀則憑藉下焦精氣，此乃經義本意，故葉氏徑投人參、阿膠等培元補精之味，令精生穀，穀資汗以驅邪外達，與習俗治法大相徑庭，故於案末又謂：「力辟通套，迸棄習俗弊竇(疑竇)，謹按《內經》撰方。」蓋深意寓焉。

以精氣爲本、穀氣次之的治病思想常主導著他的臨床實踐，《未刻本葉案》中體現較顯，如不少外感病例，或夏暑身熱，或濕邪未淨，或咳痰氣逆，或納差惡心，每主以熟地，不避阿膠，與習俗用藥剖若霄淵，蓋皆本諸經義也。

天士醫案大量沿用仲景方，貴在靈活化裁，痰飲及虛損證尤爲習見，如名論「理陽氣，當推建中；顧陰液，須投復脈」。所創「久病血傷入絡」論治，亦以仲景旋覆花湯爲大法，倘「日漸瘀痺，而延癥瘕」之頑病，又從大黃䗪蟲悟出，以蟲藥爲主治法則，嘗謂「考仲景於勞傷血痺諸法，其通絡方法，每取蟲蟻迅速，飛走諸靈，俾飛者升、走者降，血無凝著，氣可宣通，與攻積除堅，徒入臟腑者有間。」

在仲景《傷寒論》法則主導下，葉氏發展了溫證論治，貌出長沙

範圍外，實則源流相貫，乃其延續和繁衍，程門雪先生謂「葉氏對於仲師之學，極有根柢」，洵非虛語耳。

醫學由漢魏而至唐宋乃臻全盛，其中六朝主繁衍，由隋入唐爲鼎盛，宋則延續。葉氏之學實依托於此時，並形成了其學術之總體特點。

葉氏不論治外感或內傷，俱重視甘寒養陰生津，藥物如生地、玉竹、天麥冬、沙參、石斛、蔗汁、蘆根等，皆直接取法於唐人生地黃主熱煎，或以爲乃天士發明，非也，晉唐時臨床家已習用之，《千金》、《外臺》在在可見，徐靈胎曾說：「先生得宋版《外臺秘要》讀之」，故知其淵源有自。在治溫方面，葉氏甘寒生津方治，被吳瑭總結爲益胃湯、沙參麥冬飲、增液湯等；雜病論治中治胃陰不足之九竅不和證、燥氣咳嗽等，亦皆其類也。甚至葉氏還將這種甘潤法變化於臨床，擴展爲治療痰結，如《未刻本葉案》云：「痰阻於中，陽明不宣。半夏片　白蜜　茯苓　生薑汁」。因痰結化燥，故治以辛潤，顯然得力於擅用自然汁的宋人學驗，朱丹溪謂宋人偏嗜香燥金石，此其一端，而非總體，宋人汲汲於養陰生津乃另一端，後人忽之，《聖濟總錄》普遍大量使用甘寒生津之品，如生地黃汁、麥冬汁、葛根汁、生藕汁、知母、花粉等等，外感、內傷無不如此，如治「咳嗽不已……生百部汁、生地、生薑汁、百合汁、蜜」。治「骨實，苦疼煩熱……葛根汁、生地黃汁、麥門附汁、白丸」。治「脾胃虛弱，不能飲食，肌體黃瘦……生薑汁、蜜、生地黃汁」等等，後方堪稱開後世甘寒育養脾胃陰之先河。當然，宋方沿循自晉唐，在實踐中不斷總結而加以發展的，然其應用之廣泛，變化之繁多，爲前所未見。耐人尋味的是素以清熱著稱的金元諸子，或狃於苦寒，或癖好溫燥，其於甘寒養陰治法則遠不能望宋人項背。又《臨證指南》治中風有用天麥冬、沙參、天麻、梨汁、蘆根、青蔗汁、竹瀝、柿霜之例，實源於《千金》治風方法，又稍斟酌及宋，故徐靈胎見而指出「此等方皆唐以前治風之良法」。可謂旨趣相葉，空谷足音。總之，這種甘寒方法，宋後轉衰，迨葉桂出而復加振興，開倡了一代甘濡潤澤之治療風氣，實則根柢唐方也。

在虛損的補腎填精方面，葉氏以晉唐腎瀝湯、內補散爲依托，廣泛化裁於臨床，如《未刻本葉案》：「腿軟、頭眩、脈細。大熟地、附子、肉蓯蓉、巴戟天、枸杞子、白茯苓、牛膝、川石斛。」蓋即《千金》治男子五勞六絕內補散之餘緒。內補散流傳至宋，《聖濟總錄》稱「地黃飲」，移作治腎虛喑俳之專方，迄金，劉完素於《宣明論》中稱「地黃飲子」，藥與《聖濟》同，亦治腎虛喑俳，方名由是大顯，後人誤爲河間發明，不知因循自宋，而宋本諸唐也，第唐時此方泛治腎虛，宋始更弦爲中風專方，而天士主治腎精不足，足證跡踵晉唐，尤稱允當，乃其高過宋後諸子處。溫養下焦，天士嗜用鹿角、羊內腎、杞子、蓯蓉、沙苑、菟絲子等，蓋濫觴於《千金》古方腎瀝湯遺意，較景岳左右歸諸方，緒出高古，更爲實用，流傳於今，爲臨床家所常用。通補奇經方法，亦緣此蛻變而出。

唐方駁雜，乃其特色，徐靈胎微詞之，實亦當時醫風尚實之明證，亦越出仲景方治之一種變革，宋猶延續，其後遂式微，余懇於《方解別錄》序中稱：「元明以來，法遂淆亂，而用藥者專尚偏寒、偏熱、偏攻、偏補之劑，不知寒熱並進，攻補兼投，正是無上神妙處，後世醫家未解其所以然，反謂繁雜而不足法。」葉桂突破金元以來用藥尚純之樊籬，遙溯唐方風範，治病尚實，不避駁雜，亦天士之獨擅勝場處。如絡病用生地、生薑汁；腎虛遺泄，滑澀兼投；腸紅濕聚，脾腎交虧，用黑地黃湯(蒼朮、乾薑、熟地、五味)；久嗽喘逆用阿膠；燥氣咳痰用玉竹、茯神；沖脈爲病，逆氣至咽，熟地與伽南香汁同用；食入膜脹，饑則尤甚，治以熟地與沉香汁；腰痛以鹿茸與茴香兼投；補精血藥伍中每參入細辛等，凡此皆淵源有自，依托古風，重視實踐，開後世臨床諸多法門。

宋沿舊制，醫藥尚實之風依然，天士亦浸沉其間，視《本事方》爲「枕中秘」，頗多效法，如「火虛不能燠土，不饑妨食」，予「脾腎同治」；「府陽不宣，腹膨溺短」用大針砂丸；淋濁「敗精阻竅」，主通瘀腐，治以虎杖湯等等，俱本諸許學士二神丸、紫金丹、苦杖根合麝香等法，或稍變化而收實效於臨床。

(二)折衷元明

金元是一個醫學更新嬗變的重要歷史時期。其主要成就和貢獻是深化了醫學理論的專題研究，並把專題研究密切地與當時的醫療實踐結合起來，集中體現在劉、張、李、朱身上，劉完素的火熱論治，李杲的脾胃內傷及陰火證治，張從正的祛邪理論及汗吐下三法，朱震亨的養陰理論及滋陰降火法則，俱自成體系，別具一格，閃耀著時代的特點，與唐宋的傳統醫學模式出現了顯著的差別，故後人稱該時為「新學肇興」時期。

金元四子代表著當時的醫學主流，他們的研究課題從唐宋醫方的全面探討疾病證治，轉移到其中的某一專題；在機理問題上，也從以前醫著的五臟虛實寒熱論述，歸宿到心火、邪結、陰火或相火等主要方面；治療也由唐宋浩瀚的醫方中，落實為數十張常用的方劑。總之，由歷來醫學的寬博視野，轉變為專題研究，深深烙印於後世醫學，使明代醫學大致上陷落到偏仄的門戶之學的淵藪中去，此乃中醫學術發展史上之一大嬗變。

金元四子之學深化了醫學理論研究，促進了臨床醫學的發展，這是劉、張、李、牪的璀璨成就處，問題在於他們的研究只是醫學總體中的一個組成部分，是他們根據各自不同醫學實踐的獨特體會，乃一時一地一事之學，非醫學之完整，與《千金》、《外臺》、《聖濟》等不能等量齊觀，以之補充則可，以之替代則不免以偏概全，黃鐘毀棄，把醫學有機整體肢解為各個僵化了的局部，這是後世學者值得深思的一個要害問題。

可惜的是隨著金元四子之說大倡於世，宋前舊制漸次湮沒，劉、張、李、朱的各家學說成為醫學之正統，不可避免地使醫學發展蒙上一層門戶色彩，甚者在具體證治中滲透入明顯的主觀意識，醫學尚實的優良傳統被削弱和淡化，明代則尤劇，醫學主流竟嬗變為門戶之爭，後世有識之士指出：「自唐以降，其道日衰，漸變古制，以矜新創……門戶既分，歧途錯出，紛紜擾亂，以至於今，而古法蕩然矣。」

（《四聖心源・張琦序》）不少名家治病從根本上離開了實際對象，「性喜溫補者指爲虛，素爲攻奪者指爲實，各創其說，以聳聽聞(《四診集成・陳經國序》)。」故唐宗海說：「唐宋以後，醫學多僞。」(《中西彙通醫經精義》)語辭不無偏激，卻是擊中要害的。

對於元明醫學之弊，徐靈胎的總結是：「元時號稱極盛，各立門庭，徒騁私見；迨乎有明，蹈襲元緒餘而已。」(《醫學源流論》)因此，在明末清初，如何糾偏補弊，擺脫門戶之溺，救亡繼絕，恢復醫學之眞，是醫界面臨改革的一項首要任務，葉天士乃其中之卓犖大成者。

葉氏既未一味復古，排斥元明各家之說，又未廁身於狹隘的門戶之列，而是在漢唐醫學堅實的基礎上，卓識自具地兼採元明諸子學驗，淹貫折衷，無所偏主，俾其學博洽明備而登大雅，對清代醫學發展產生了深遠的影響。茲略舉數例說明之。

天士取法劉、張，不汲汲步趨寒涼攻洩，而重視氣液宣通之理，著眼於推陳致新。如《臨證指南》毛案，患者素稟壯盛，時當暑令濕熱蘊結而患淋濁，「服寒涼腹脹，得固澀無效」，他認爲「皆非腑病治法」，用張子和桂苓飲，在通利化濕的基礎上，妙用肉桂，蓋辛味宣通，「開腠理，致津液」，而達到破結通腑的目的。天士崇尚子和「血氣流通爲貴」說，治腸結亦注重血瘀，善用子和玉燭散(歸尾、生地、川芎、赤芍、大黃、芒硝、甘草)化瘀開結，所創通絡方法，在藥物選用上亦不無借鑒於此。對於李、朱而言，葉氏頗爲心折，效法尤多。葉氏名論胃陰證治，即胏枕東垣《脾胃論》，詳加發揮而垂範後世。醫案中援引東垣名方如補中益氣、硃砂安神、普濟消毒等在在可見。可貴者更在匠心自具，變化發揮，如在東垣升陽益胃湯啓迪下，斟酌周慎齋學驗，創升舉督陽法，以人參與鹿茸、菟絲等治肝腎空虛，清陽下陷。外感當內陷時，亦宗升陽益胃意，如《未刻本葉案》載「正億不能洩越」之瘟痢，以人參托裡，柴胡、羌獨活等袪邪，巧加化裁，堪稱活法東垣之典範。天士尤重視丹溪滋陰降火說，然易轍苦寒而崇尚甘寒清潤，更章四物而篤好血肉之味，馳騁唐宋方藥間，縱橫捭

閫，恢恢乎游刃有餘，蓋與株守朱氏門庭、泥執知柏者不可同日語焉。

至於虛損治法，天士受影響於葛可久、張介賓、繆希雍三家為多。清程永培序《十藥神書》云：「吾吳葉天士先生，凡治吐血症，皆祖葛可久《十藥神書》。」葉案所見，用花蕊石散非罕。踵繆希雍大抵兩端：繆氏倡調氣降氣名論，多用蘇子、枇杷葉、玉金、降香等，天士宗之，泛治肝胃氣、血證等，如云「努力咳血，胸背悉痛，當用仲淳法。」血證用氣藥，亦遵繆氏治血「宜降氣」之說，故稱「宗仲淳氣為血帥」云云，此其一；又繆氏治脾陰不足，擅用甘寒之品，肝旺火熾者，每參入白芍、木瓜、五味等，天士變化其旨，倡酸甘化陰方法，後世奉為圭臬，實得力於希雍者良多，此其二。凡肝腎陰虧，精血不足，不論為何病，見何症，張介賓概以熟地治之，而未之避，創治形論，天士心契其間，貫徹臨床，發存體說，篤嗜熟地，咳嗽痰喘每恃之為主藥，開後世潤燥治嗽之無限法門。總之以繆、張言，中虛者天士宗繆氏為主，下損者法景岳實多，此其踵武晚明之大端也。另如孫一奎破瘀攻逐治法、喻西昌清燥救肺湯，天士皆擇宜而從，化裁於臨床。

綜上所述，葉天士醫學振唐宋之墜緒，彰元明之偏仄，宏揚折衷治風而胎息後世醫學框架，故宜其輝煌而不朽焉。

附錄二 葉天士學術淵源探

附錄三
醫史芻議

潘華信

客觀地研究醫史沿革，評估歷史之功過得失，不僅出諸了解過去之需要，更重要的在於啓迪未來，爲振興中醫學提供借鑒。筆者不揣譾陋，就數千年中醫學術史之軌跡，將醫史大致分爲六個時期，並陳管見如下。

奠基期－秦漢

中醫學的理論基礎是在古代哲學思想的滲透下形成的，故具有東方獨特的思維模式結構，這種思維模式與臨床實踐經驗的有機結合，乃中醫學之基礎。

作爲探索宇宙起源、物類衍化的陰陽、五行、精氣神學說，早已盛行於先秦，浸淫及於醫學，遂爲中醫學之理論支註。完成於戰國至漢被稱作「醫家之宗」的《黃帝內經》的問世，標誌著中醫學基礎理論框架的確立。然而醫學畢竟屬於自然科學的範疇，以實際療效爲衡量依據。東漢末年張仲景《傷寒雜病論》的誕生，奠定了辨證論治的中醫學體系，也體現了這一客觀規律。

此外，本草學的典範《神農本草經》、方劑學的先驅《五十二病方》，事實上都是秦漢以前無數醫家的治病經驗結晶，一起注入了中醫理論的基礎。

繁衍－魏晉南北朝隋

魏晉南北朝至隋的四百年間，醫學空前繁榮和發展，它依托於奠基期的輝煌成就，立足於醫療實踐經驗的積累和總結，使原先的醫學

框架得到了充實和擴展，把中醫學發展成爲一門博大精深的實用之學。

理論方面，如皇甫謐融貫《內經》、《明堂孔穴針治要》諸書精義，撰成現存最早的針灸學專著《甲乙經》。王叔和汲取《內經》、扁鵲、仲景、華佗各家精華，結合自己心得，撰成現存最早的脈學專著《脈經》。巢元方主持編撰《諸病源候論》，發皇古義，條理新知，成爲醫學史上第一部醫理、證候學專著。他如全元起之《內經訓解》，楊上善之《黃帝內經太素》，雖皆次注《內經》，而理論發揮實多。此類著作，繼《內經》、《傷寒論》之後，促進了中醫學理論的發展，對後世醫學產生了巨大影響。

實踐方面則表現爲醫方的大量湧現，如葛洪《玉函方》、范汪《東陽方》、陳延之《小品方》、褚澄《雜藥方》、姚僧垣《集驗方》、謝士泰《刪繁方》，以及《四海類聚方》等，今書亡而名存者，數猶可以百計，類皆臨床卓有成效之記錄，且大多馳騁仲景藩籬之外，故彌足珍貴。宋‧孫兆在校正《外台秘要序》中稱：「古之如張仲景、《集驗》、《小品方》，最爲名家」。可見宋以前之醫學，非獨尊仲景而罷黜諸家。此外，值得一提的是隋代的《四海類聚方》，僅卷帙就有二千六百之多，規模之宏大，堪稱歷古醫方之最，惜乎亡佚不傳，然不能因此而忽略其業績也。

鼎盛期－唐宋

經隋入唐，醫學由繁衍而臻鼎盛，這是全面總結唐以前醫學而加以發展的必然結果。中醫學百科框架的完整確立及治病方法的精萃備集，乃其主要表現。

張仲景《傷寒雜病論》建立了辨證論治的體系，但限於歷史條件，遠未能完成確立醫學百科框架的使命。由晉入唐，醫學的實踐經驗大量積累，於是孫思邈「集九代之精華」，而「成千秋之巨制」－《千金方》。莫文泉認爲徒恃《傷寒論》一書，「不足與治雜病，則《千金》尚焉。孫氏亦推本仲景，而其論證之精詳，用藥之變化，雜病

之明備，數倍於仲景書。……自墨守者以爲《金匱》爲治一切雜病之宗，而《千金》遂斥爲僻書，無惑乎學術隘而法闕矣」（《研經言》）。這是一個客觀公允的評論，值得深思和研索。稍後則有博采眾美，集唐以前方藥大成的《外臺秘要》問世，在《千金方》的基礎上更邁進了一大步。

從《千金》、《外臺》所反映出的醫學百科框架來看，治病崇實、不務玄理已成爲整個時代的基本學術特點。須要說明的是，治病崇實不等於「輕理論」，只有崇實才能產生眞正的理論，而眞正的理論必然是實踐的升華。後世所用的各種治法，肇端於此時者實非少數。就外感溫熱證治而言，或稱劉完素爲開山，至葉桂、薛雪、吳瑭、王士雄爲鼎盛，其實他們擅長使用之清熱、養陰、辛涼解表、攻下、涼血、化瘀、鎮痙、熄風、開竅諸大法，唐時均已完備，方法之眾多、應用之靈活，較之清代有過之而無不及，其中唯化濕一法，較爲欠缺而已。又如中風論治，孫思邈已主張用竹瀝湯、荊瀝湯等清熱滌痰爲先，俟痰豁神蘇之後，再予羚羊、石膏、黃芩等熄風清熱之品，實爲後世主心火、痰熱、肝風論治之嚆矢。又如血證強調消瘀止血，用生大黃、生地汁等，無不療效確切，歷驗不爽。諸如此類，不勝枚舉。總之，當時已蓄聚了中醫學治病的精華，具體則反映在《千金》、《外臺》兩書之中，後世好學深思之士每藉以爲奇法之淵藪，蓋高過金元後諸子許多耳。

宋代醫學大抵因循舊制，屬唐之延伸。校正醫書局精心整理《素問》、《傷寒論》、《金匱》、《甲乙經》、《脈經》、《諸病源候論》、《千金》、《外臺》等宋以前之重要醫學文獻，使之綿延勿替，乃「唐人之守先傳後」（《研經言》）治學風氣的繼續。本草亦然。北宋朝廷官修《開寶詳定本草》、《開寶重定本草》、《嘉祐補注神農本草》、《圖經本草》等，體例本諸《新修本草》，唯隨時代進步，稍增數味新藥而已，與金元後新撰本草主歸經諸說者，大相徑庭。綜合性醫著中之《太平聖惠方》與《聖濟總錄》，乃繼《千金》、《外臺》後之大型醫學百科全書。後世或詬病宋人專嗜香燥、金石，其實乃攻其一點，不及

其餘,置宋人好用清熱、養陰藥於不顧,如治溫之刻刻注意護養陰津,廣泛選用生地汁、麥冬汁、葛根汁、生藕汁、百合汁、知母、花粉、石斛、玉竹之類,堪稱獨擅勝場,遠非金元諸子所能望其項背。其書俱在,足可徵信。

唐宋大型醫書貴在全備,不免卷帙浩繁,檢閱困難,故刪繁就簡成了宋代醫學改革趨勢之一。《太醫局方》、《和劑局方》是官方在這方面的嘗試,而《三因方》、《本事方》、《濟生方》、《易簡方》等則為私家的實踐產物。其中尤以王碩的《易簡方》最有代表性,此書把醫方壓縮到三十種常見急重證的主治方藥,在當時盛行天下,儼然取代諸家而為醫方之宗,故有「自《易簡方》行,而四大方廢……至《局方》亦廢……故《易簡方》者,近世名醫之藪也」(《須溪記鈔濟庵記》)之說,儘管《局方》、《易簡》等不能代表宋代醫學的成就,然而盛極一時,影響亦不能說不大。其衝擊力量,使唐宋崇尚大型方書之風終於走向式微。

嬗變期－金元

金元是一個醫學更新、嬗變的重要歷史時期。其主要成就是深化了醫學理論的專題研究,並把這些專題研究與時代醫療實踐密切地結合起來,劉完素、張子和、李杲、朱震亨四家的學說乃主要代表。他們各樹一幟,自成體系,閃耀著革故鼎新的時代氣息,與唐宋強調兼收並蓄的傳統醫學模式出現了顯著差別,故有人稱此為「新學肇興」時期。

代表著當時醫學主流的劉、張、李、朱四家,理論上從前人的五臟寒熱虛實研討,歸結到心火、邪結、陰火、相火等機理上來,實踐上,也另創新方以適應其學說。四家之說雖各執一偏,然而深化了醫學理論研究,有效地指導著臨床實踐,這是他們的輝煌成就處。問題的另一面是他們研究的只是醫學總體中的一個局部,屬於某一側面的專題發揮,適宜於某種特定的條件,乃一時一事一地之學,而非醫學之完整則顯而易見。事實上四家的臨床實例說明,並非囿於自創之新

説，寒溫攻補，隨證而施，無所偏執，足證他們的學說都爲糾偏補弊、拾遺補缺而設。四家之書與《千金》、《外臺》、《聖惠》、《聖濟》不能等量齊觀，其理由即在於此。四家學說以之發微、充實則可，以之替代則不免以偏概全，黃鐘毀棄，這是一個值得深思的問題。

門戶期－明

明代醫學因循金元諸子之説，或株守一家，排斥其它，或矯枉過正，意氣偏激，深深陷入門戶之見的旋渦中，不能自拔。誠如徐大椿所説：「元時號稱極盛，各立門庭，徒騁私見；迨乎有明，蹈襲元之緒餘而已」（《醫學源流論》）。

金元諸子之新説既盛行於明，其中尤以李杲與朱震亨兩家更受推崇，當時不少名醫皆以爲矜式，而拘泥於其説，遂使專題之學益趨偏仄呆板，徒事水火寒溫之爭，而於醫學之發展毫無裨益。偏向滋陰者，如王綸宗朱震亨而習用苦寒，繆希雍取法唐宋而從事甘寒；偏向扶陽者，如汪機之私淑李杲而動輒參、耆，張介賓之注重精血而專恃熟地。至使古法瀕於失傳，張琦説得好：「自唐以降，其道日衰，漸變古制，以矜新創……門戶既分，歧途錯出，紛紜擾亂，以至於今，而古法蕩然矣」（《四聖心源序》）。明代諸家在水火寒溫之爭中，恣引陰陽、太極、卦爻之類爲據，醫學幾演變爲理學之附庸，從根本上離開了唐宋醫學崇實的道路。唐宗海稱「唐宋以後，醫學多僞」（《中西彙通醫經精義》）。雖言詞偏激，而實有至理。

明代醫學之卓有建樹者，亦唐宋餘波所及。如李時珍所撰之《本草綱目》，「搜輯百氏，訪採四方」，屬博採眾美之結晶，與門戶之學無涉；王肯堂所撰之《證治準繩》，「搜羅賅備，分析詳明」，乃奄有眾長之傑構，遊離於門戶醫學之外。其所以成功之主要因素，則在於上繼唐宋而泯門戶之見。

折衷期－清

門戶之弊，至清益顯，隨著樸學的興起，理學日趨式微，治學崇

經復古之風大盛，於是醫界出現了一種折衷傾向，即兼採歷代名家學驗，貫通調和，無所偏主的醫學潮流，旨在糾正明代的門戶之偏，而促進醫學之發展。

徐大椿主張凡業醫者必須越出金、元、明樊籬，「上追《靈》、《素》根源，下沿漢唐支脈」（《慎疾芻言》），博覽古籍，兼備折衷。莫文泉則竭力推崇唐代醫學、尊奉《千金》為雜病治法之宗，對金元後諸家之說取聊備一格的態度，「不必概屏之以自隘也」（《研經言》），也是一種折衷傾向。當時醫家之提倡復古，其實僅僅是一種手段，其目的則仍在於兼備以折衷。以清代最輝煌的溫病學說而言，實質上也是一種折衷，一種匯粹歷代醫家學術精華之大折衷。如《溫病條辨》一書，即體現了寒溫折衷和古今折衷。此書雖論溫病，但不並排斥傷寒，溫病論治羽翼傷寒，傷寒證治折衷溫病，擅長使用石膏是其所長，出奇制勝藉桂枝更令人擊節贊嘆。又如晚近學者所稱之中西彙通學派，則更是古今中外醫學的大折衷。

葉桂是倡導臨床豐學折衷的巨擘，根柢漢唐，折衷元明，薈萃眾長，變化靈活，故「大江南北言醫，輒以桂為宗」（《清史稿》）。葉氏既出，門戶之學遂退，折衷傾向從此奠定了主導地位，獨領風騷數百年，迄末稍衰。後此諸家，無非推波助瀾而已。

綜觀清代醫學之折衷傾向，糾正了元明以還的門戶之偏，使唐宋醫學在一定程度上得以延續和弘揚，從而保證了中醫學術的嬗遞勿替，不絕如縷。然而「假兼備以幸中，借和平以藏拙」的治療作風也應運而生，使清代醫學間或趨向平庸，與唐宋之真率自然相比，當然是略遜一籌了。

華佗醫心系列⑤

未刻本葉天士醫案發微

WE005

（聯合出版單位）

文興出版事業有限公司

總 公 司：臺中市西屯區漢口路2段231號

電　　話：(04)23160278　　傳　真：(04)23124123

營 業 部：臺中市西屯區上安路9號2樓

電　　話：(04)24521807　　傳　真：(04)24513175

E-mail：79989887@lsc.net.tw

名山堂文化事業有限公司

地　　址：臺北市中正區羅斯福路3段312號8樓

電　　話：(02)23658492　　傳　真：(02)23644832

作　　者：潘華信

發 行 人：洪心容

總 策 劃：黃世勳、黃崇隆

執行監製：賀曉帆

美術編輯：謝靜宜

封面設計：謝靜宜

本公司備有出版品目錄，歡迎來函或來電免費索取

印　　刷：上立紙品印刷股份有限公司

地　　址：臺中市西屯區永輝路88號

電　　話：(04)23175495　　傳　真：(04)23175496

總 經 銷：紅螞蟻圖書有限公司

地　　址：臺北市內湖區舊宗路2段121巷28號4樓

電　　話：(02)27953656　　傳　真：(02)27954100

初　　版：西元2005年10月

定　　價：新臺幣250元整

I S B N：986-81200-8-X(平裝)

本書如有缺頁、破損、裝訂錯誤，請寄回更換

郵政劃撥　戶名：文興出版事業有限公司　帳號：22539747

本公司出版品郵購價皆以定價85折優惠讀者，但單次郵購金額未滿新臺幣1000元者，酌收掛號郵寄費40元，若有任何疑問歡迎電話洽詢。

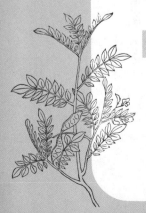

中醫臨床經典系列

台灣出版史上首次大規模典藏發行，系列叢書包含百餘種中醫臨床實用好書，歡迎選購，下列為已發行的書籍。

書　號	書　名	作　者	定　價
LG001	分經本草	姚　瀾	180元
LG002	藥症忌宜	陳　澈	120元
LG003	跌損妙方	異遠真人	80元
LG004	金匱翼	尤在涇	350元
LG005	補註銅人腧穴鍼灸圖經	王惟一	80元
LG006	舌鑑辨正	梁玉瑜	120元
LG007	仙傳外科秘方	趙宜真	120元
LG008	保嬰易知錄	吳寧瀾	200元
LG009	雞峰普濟方 (丹藥篇)	張　銳	100元
LG010	增補經驗喉科紫珍集	朱翔宇	120元

上述書籍定價僅供參考，
實際價格仍以出版品所標示為主。

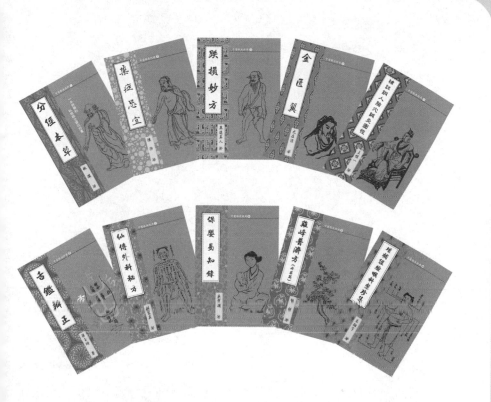

本公司出版品郵購價皆以定價85折優惠讀者
，但單次郵購金額未滿新臺幣1000元
者，酌收掛號郵寄費40元，若
有任何疑問歡迎電洽
04-24521807。

郵政劃撥

戶名：文興出版事業有限公司

帳號：22539747

國家圖書館出版品預行編目資料

未刻本葉天士醫案發微 / 潘華信作— 初版.
— 臺中市 : 文興出版, 2005〔民94〕
面; 公分. —(華佗醫心系列:5)
ISBN 986-81200-8-X(平裝)
1.病例 2.中國醫藥
414.9   94016221